Life Hacks
"Gesundheit"

20 präventive Anwendungen für
Körper, Geist & Seele

von

Michael Iatroudakis

Bibliografische Informationen der Deutschen Nationalbibliothek: Die Deutsche Nationalbibliothek verzeichnet diese Publikation in der Deutschen Nationalbibliografie; detaillierte bibliografische Daten sind im Internet über dnb.d-nb.de abrufbar.

ISBN-13: 978-1518890154
ISBN-10: 1518890156

Inhaltsverzeichnis:

Einleitung

Was zum Geier sind "Life Hacks"?

Flecken entfernen, T-Shirts schnell falten, Rost entfernen, da wusste schon die eigene Oma um Rat. Doch ihre Tipps waren wahrscheinlich nicht so cool wie die aus dem World Wide Web.

„Life Hacks" heißt das neue Wort, der neue Trend

Praktische Lebenshilfe findet sich im Internet in vielen Formen. Das „Life Hacking" ist eine relativ junge Bewegung, die sich selbst nicht ganz ernst nimmt. Die Ratschläge reichen von hilfreich bis banal. Ich persönlich finde es immer wieder spannend, neue **"Life Hacks"** auszuprobieren.

Manche sind hilfreich, andere belanglos und die Nächsten funktionieren erst gar nicht. Wenn ich irgendwelche Life Hacks ausprobiere, dann mit einer Portion Spaß und immer mit einem leichten Augenzwinkern.

Life Hacks für die Gesundheit

Irgendwann kam mir der Gedanke, warum gibt es eigentlich keine Life Hacks in Bezug auf die eigene

Gesundheit? Sprich: Tipps und Ratschläge für Körper, Geist und Seele. Das ganze gekoppelt mit wenig Aufwand und einer geringen Zeitinvestition.

Ok, vielleicht hinkt der Gedanke ein wenig. Life Hacks werden in der Regel dann angewendet, wenn das Kind bereits in den Brunnen gefallen ist. Das Hemd wurde mit Rotwein übergossen, kein Problem mit etwas Salz oder Gallseife kann man dem Fleck an den Kragen gehen. Aber wenn es um die eigene Gesundheit geht und man erst die nötigen Maßnahmen trifft wenn es bereits zu spät ist, dann nützen einem irgendwelche Life Hacks auch nichts mehr.

Daher kam mir die Idee, Life Hacks aufzulisten, die eine präventive Funktion innehaben. Life Hacks die einem helfen, mit geringem Aufwand an Energie und Zeit die eignen Gesundheit aufrechtzuerhalten.

Gedacht, getan…

Die Gebrauchsanweisung für dieses Buch

Die in diesem Buch vorgestellten Gesundheit Life Hacks habe alle einen präventiven Charakter. Angewendet, können Sie einige Zivilisationserkrankungen wie diverse **Herz-Kreislauferkrankungen, Metabolische Syndrom, Diabetes, Burnout, Karies, Gelenksprobleme** usw. entgegenwirken.

Einige "Life Hacks" dürften dem einen oder anderen Leser bekannt sein. Nutzen Sie diese Erkenntnis als Auffrischung Ihres Wissens und fragen Sie sich selbst, ob Sie diese Information in Ihrem Leben auch anwenden.

Manch andere Leser mögen den einen oder anderen Life Hack banal vorkommen. Ich kann Ihnen sagen, die meisten Dinge im Leben sind banal und Sie werden Lachen, wie viele Menschen selbst die banalsten Dinge, wenn es um die eigene Gesundheit geht, nicht anwenden.

Ich habe keine Zeit / Ich habe kein Geld

Das Geschrei ist groß, wenn das Kind bereits in den Brunnen gefallen ist. Nur, muss das immer sein? Ich kenne Menschen aus meinem Umkreis, die sagen:

"...für Sport / Bewegung habe ich momentan keine Zeit"

oder

" ...für frisches Gemüse und Obst habe ich kein Geld"

Hier fehlt den meisten Menschen oft die nötige Weitsicht. Meist ist es oft mit viel mehr Zeit und Geld verbunden, wenn bereits einem eine bestimmte

Krankheit heimgesucht hat, bedingt durch die jahrelangen Unterlassungssünden. Ständige Termine bei Arzt und Therapeuten und die Zusatzkosten für Medikamente und Co. sind dann die Bestrafung für die Ignoranz und Passivität in der Vergangenheit.

Machen Sie nicht den gleichen Fehler. Nutzen Sie die **"Life Hacks"** aus diesem Buch für ein gesundes und energiereiches Leben.

Mit besten Grüßen

Ihr
Michael Iatroudakis

1#

Magnesium-Bombe "Kakaobohne"

Viele kennen es, draußen ist es kalt, nebelig und nass und man fühlt sich auch genau ebenso. Viele kochen sich dann gern eine frische Tasse heißen Kakao gegen die Schlechtwetterlaune. Doch haben Sie sich schon einmal gefragt, woher der Kakao kommt, zu was er alles nützlich ist und was vor allem in ihm steckt?

Wussten Sie das der „Kakao" am Kakaobaum wächst, der über 10 Meter hoch werden kann und das es sich dabei nicht um einzelne kleine Bohnen handelt, sondern um eine Frucht die länglich, von der Farbe her rot und gelb ist und bis zu 20 cm lang wird? In dieser Frucht befinden sich die Samen, also die Kakaobohnen. Diese werden nach der Ernte verarbeitet in Kakaopulver, das vielseitig zur Anwendung kommt.

Denn bei der Kakaobohne handelt es sich um ein wahres Vitalwunder. Bereits den Eingeborenen Amerikas war sie als Nahrungs- und Genussmittel bekannt. Die rohen Kakaobohnen beinhalten vielfältige Inhaltsstoffe, die positiv auf unseren Körper wirken, wie beispielsweise Antioxidantien, Zink, Magnesium und Vitamin C. Zudem unterstützt die rohe Kakaobohne die Herz- und Gehirnfunktionen und vermindert die depressiven Gefühle. Kakao ist vielseitig, es bremst den Appetit, stabilisiert den Blutzucker und man kann sogar mit Kakao langfristig sein Gewicht reduzieren. Bereits Alexander von Humboldt (1769 bis 1859) schrieb über die Kakaobohne:

"Kein zweites Mal hat die Natur eine solche Fülle der wertvollsten Nährstoffe auf einem so kleinen Raum zusammengedrängt wie gerade bei der Kakaobohne."

Die Eigenschaften der Kakaobohne

Aus den Kakaobohnen wird Schokolade hergestellt, doch in den rohen, ungerösteten Kakaobohnen finden sich eine Vielzahl von Inhaltsstoffen und Faktoren, die man auf jeden Fall einmal näher betrachten sollte. Das können neben den antioxidantischen Eigenschaften auch die Mineralstoffe sein, welche in den Bohnen ebenfalls reichlich enthalten sind.

Doch auch der gesamte gesundheitliche und der seelische Nutzen sind bemerkenswert, dass die kleinen Bohnen wie Energiekraftwerke zu betrachten sind.

Bei rohem Kakao handelt es sich im wahrsten Sinne des Wortes um ein „Wunder" Nahrungsmittel, das die Natur uns liefert. Wobei hier betont werden muss, dass das nur in der rohen Form so ist. Der Röst- und Verarbeitungsprozess der Kakaobohnen zerstört nämlich eine Vielzahl der folgenden Inhaltsstoffe oft komplett.

Über folgende Zusammensetzung verfügen die fermentierten, luftgetrockneten Kakaobohnen:

54,0 % Fette (Kakaobutter)

11,5 % Proteine (Eiweiße)

9.0 % Zellulose

7.5 % Stärke und Pentosane

6.0 % Gerbstoffe und farbgebende Bestandteile

5.0 % Wasser

2,5 % Mineralstoffe und Salze

2.0 % organische Säuren und Geschmacksstoffe

1,2 % Theobromin

1,0 % verschiedene Zucker

0,2 % Koffein

Magnesium:

Auf der ganzen Welt ist roher Kakao von allen Nahrungsmitteln die beste Quelle für Magnesium. Bei Magnesium handelt es sich um einen wichtigen alkalischen Mineralstoff, der wichtig ist für unsere Knochen, das Herz, das Gehirn und der auch hilfreich ist bei Verstopfung. Durch Magnesium wird die Gehirnchemie ausbalanciert und es hilft dabei, dass wir uns „gut und glücklich" fühlen. Bei Magnesium handelt es sich um einen der am meist benötigten Mineralstoffe der Erdbevölkerung. Somit ist die Kakaobohne ein gutes Hilfsmittel, den Magnesiumhaushalt auszubalancieren.

Chrom:

Bei Chrom handelt es sich um ein wichtiges Spurenmineral, das dabei behilflich ist, den Blutzuckerspiegel zu regulieren. Besonders diejenigen, die sich jahrelang kohlenhydrathaltig ernährt haben, ist Chrom eher eine Mangelware im Körper.

Eisen:

Roher Kakao ist die höchste pflanzliche Eisenquelle weltweit. Eine rohe Kakaobohne enthält 7,3 mg Eisen pro 100 g. Im Vergleich dazu enthalten Rind- und Lammfleisch pro 100 g 2,5 mg und Spinat 3,6 mg. Damit die maximale Wirkung ausgeschöpft werden kann, sollte roher Kakao in Kombination mit anderen Lebensmitteln verzehrt werden, die Vitamin-C-haltig sind.

Dazu eignen sich hervorragend Orangen, Kiwis, Paprika oder die Camu Camu Beere. Die Kakaobohnen enthalten organisch gebundenes Eisen, das leicht für den Körper assimilierbar ist. Bei Eisen handelt es sich um ein kritisches und schwer verfügbares Mineral in Bezug auf die Durchschnittsernährung. Eben das macht die Kakaobohnen nicht nur für Vegetarier so interessant. In 30 g Kakaobohnen sind mehr als 314 % des Eisenbedarfs, den ein Mensch täglich benötigt, enthalten.

Kupfer:

Dieser Mineralstoff benötigt der Körper für die Blutbildung.

Vitamin C:

Die Kakaobohne oder der rohe Kakao beinhaltet eine sehr große Menge an Vitamin C.

Anandamide:

Die auch als Glückshormon bezeichneten Anandamide sind eine Endorphinart, die normalerweise vom Körper nach einer intensiven körperlichen Tätigkeit zur Verfügung gestellt werden. Diese Anandamide kann man nur in einer einzigen Pflanze auf der Welt finden: in der Kakaobohne bzw. im rohen Kakao.

Anandamit heißt so viel wie Glückshormon, denn wenn es vom Körper hergestellt wird, dann fühlen wir uns gut. Zudem beinhaltet die Kakaobohne auch andere Stoffe, welche den Abbau dieser „Glückshormone" verhindern. Das bedeutet, dass dieser Stoff länger im Blut zirkuliert und das Resultat davon, wir fühlen uns länger wohl.

Zink:

Zink ist ein essentielles Spurenelement, das eine wichtige Rolle im menschlichen Körper spielt für das Immunsystem, die Leber, die Haut und die Bauchspeicheldrüse. Zudem ist Zink auch beteiligt an der Aktivierung von Tausenden Enzymreaktionen des Körpers.

Life Hack:

Der Magnesiumgehalt in rohem Kakao zählt weltweit zu der höchsten pflanzlichen Magnesiumquelle. Magnesium erhöht mitunter die Gehirnleistung, hilft den Stoffwechsel zu regulieren, versorgt die Muskulatur mit wichtiger Energie und ist für den Aufbau starker Knochen essenziell.

Ein Magnesiummangel ist häufig ein Grund für Herzprobleme. Denn das wichtige Mineral erhöht die Kraft des Herzmuskels, senkt die Blutgerinnung als auch den Blutdruck und sorgt gleichzeitig für einen rhythmischen Herzschlag.

Rohe Kakaobohnen haben einen intensiven zartbitteren Geschmack. Die dünne Schale der Kakaobohne ist essbar und pur oder in Kombination mit etwas Honig ein Genuss. Gemahlen werden kann die rohe Kakaobohne in einer Kaffeemühle.

Tipp 1:

Das gemahlene Pulver eignet sich hervorragend als Zusatz im Dessert oder in einem selbstgemachten Smoothie.

Tipp 2:

Bei Kakaobohnen immer **BIO**.

Kakao zählt zu den Lebensmitteln, die am stärksten gespritzt werden, daher empfehle ich Ihnen Ihre Kakaobohnen (Pulver) aus dem Bioladen zu besorgen.

Empfohlene Tagesdosis:

David Wolfe empfiehlt in seinem Buch "Superfood" 3 bis 4 Kakaobohnen pro 100 Pfund Körpergewicht. Das entspricht ungefähr einem vollen Teelöffel.

Diese Menge können Sie jeden Tag zu sich nehmen. Durch die anregende Wirkung empfehle ich die Einnahme morgens.

Wichtiger Hinweis:

Kakaobohnen können sehr anregend sein. Sollte Ihr Schlaf plötzlich gestört sein, Sie verspüren Herzrasen (Herzrhythmusstörung) oder sonstige Auffälligkeiten, dann reduzieren Sie die Dosis oder setzten für ein paar Tage aus.

Gegebenenfalls reduzieren Sie die Menge auf 2 bis 4 Teelöffel pro Woche.

2#
Krill-Öl "Omega-3-Fettsäuren pur"

Krill-Öl stammt aus den kältesten und klarsten Gewässern der Antarktis und es verleiht denen, die dort leben, nicht nur die Kraft dort zu überleben, sondern sich dazu auch noch rundum wohl zu fühlen.

Nicht nur ökologisch, sondern auch sicher

Krill-Öl wird aus dem kleinen Leuchtkrebs „Krill" – lateinischer Name Euphausia superba – gewonnen. Krill bildet nicht nur im Antarktischen Ozean die größte Biomasse, sondern weltweit. Die Krill-Masse wird auf mehrere tausend Millionen Tonnen geschätzt, wovon jährlich nur circa 0,003 Prozent gefangen werden.

Diese Fangquote wurde durch die Internationale Kommission für den Erhalt der Antarktischen Lebensräume – kurz CCAMLR – festgelegt, und dadurch wird der Arterhalt des antarktischen Krills gesichert.

Das hochwertige Krill-Öl wird auf Schwermetalle, PCB, Pestizide und andere Schadstoffe getestet und die Messwerte liegen allesamt stets unterhalb der Grenzwerte.

Der Partner an Ihre Seite:

\#

Sie leiden an PMS – Prämenstruelles Syndrom – und haben es satt, an den monatlichen Depressionen zu leiden?

\#

Sie wünschen sich einen Weg, ohne hormonelle und riskante Hilfsmittel wie die Pille, über die Tage der Menstruation ohne Schmerzen hinwegzukommen?

\#

Um Ihr Herz zu schützen, wünschen Sie sich ausgeglichene Cholesterinwerte?

\#

Wäre es eine Erleichterung, wenn Ihnen ein natürlicher Entzündungshemmer zur Verfügung stünde, der die Gelenkschmerzen oder andere chronisch-entzündliche Gesundheitsprobleme lindert?

\#

Eventuell sind Sie auf der Suche nach einer Möglichkeit, den gesamten Körper vor dem Alterungsprozess zu bewahren, der so viele Menschen heimsucht.

Dann liegen Sie mit Krill-Öl auf der richtigen Seiten.

Krill-Öl und die Omega-3-Fettsaeuren

Warum sind sie so wichtig?

Der Körper ist nicht in der Lage, Omega-3-Säuren selbst herzustellen und daher müssen diese mit der Nahrung dem Körper zugeführt werden. Das passiert beispielsweise durch den Verzehr von fettem Fisch, wie Lachs, Thunfisch oder Makrele.

Die Omega-3-Fettsaeuren sind zudem auch für die Gesundheit sehr wichtig, denn sie beeinflussen die Entwicklung des zentralen Nervensystems, den Blutdruck, die Cholesterinwerte, Blutgerinnung und Entzündungsprozesse positiv.

Möglicherweise leiden manche Menschen unter einem Omega-3-Fettsaeuren Mangel und eben dieser Mangel gilt als eine der Ursachen für die steigende Zahl der Zivilisationskrankheiten in den Industrienationen.

Krill-Öl / Nährstoffe / Nährstoffdichte

Krill-Öl unterscheidet sich ganz entscheidend von den herkömmlichen Fischölen bzw. den Omega-3 - Ölen. Denn das Öl, das aus dem antarktischen Krill gewonnen wird, enthält einerseits die Omega-3-Fettsäuren in einer ganz speziellen Form, nämlich als Omega-3-Phospholipide und enthält andererseits eine Kombination aus drei verschiedenen Vitalstoffen:

- Omega-3-Fettsäuren: entzündungshemmend, Zellmembranbestandteil

- Phospholipide: Zellmembranbestandteil, fördern die Bioverfügbarkeit

- Astaxanthin: Carotinoid, ein starkes Antioxidans

Vor allem Letzteres weiß die meisten Menschen zu beeindrucken, wenn man sagt, es gehe auf die Jagd nach Radikalen im Körper. Dabei sind Radikale nun wirklich nicht einer Gesinnung zuzuordnen. Sie sind Stoffe die geschaffen sind, die Zellstrukturen nachhaltig zu schädigen. Astaxanthin hat die Fähigkeit, diese Stoffe zu binden, damit sei keinen Schaden mehr anrichten können.

Mindestens genauso effektvoll sollten Phospholipide wirken. Allerdings tun sie dies deshalb nicht, weil noch niemand das Wagnis begangen hat, das Wort Jungbrunnen zu verwenden, um sie zu beschreiben. Als Bestandteil der Zellmembran lassen sie alle Zellen tatsächlich länger gesund leben.

Dies gilt im Inneren des Körpers, wie auch außen, bei einer Haut, die dann tatsächlich einen Anti- Aging Effekt aufweist. Sie wirkt jünger und weicher.

Die Anwendungsmöglichkeiten bei Krill-Öl

Die Anwendung von Krill-Öl kann zahlreiche körperliche Prozesse beim Menschen positiv beeinflussen: Herz- und Gefäßerkrankungen, Fettstoffwechselstörungen, Krankheitsbilder im Zusammenhang mit oxidativem Zellstress, Gelenkbeschwerden durch Verschleiß (Beispiel: Arthrose), rheumatischen Formenkreis, PMS, Diabetes mellitus um die wichtigsten zu nennen.

Krillöl wird am häufigsten eingesetzt gegen einen Kreis von Erkrankungen, die im Zusammenhang stehen mit einer zu hohen Zufuhr von Omega-6-Fettsäuren infolge einer Ernährung mit einem zu großen Anteil an Fleisch, Eiern, Milch- (von Tieren die mit Getreide gefüttert werden) und Getreideprodukten.

Das ungünstige Verhältnis von zu viel Omega-6-Fettsäuren gegenüber zu wenig Omega-3-Fettsäuren führt dabei zum Entstehen zahlreicher Entzündungsherde überall im ganzen Körper.

Die Einnahme von Krillöl als Nahrungsergänzungsmittel verhindert das Entstehen von Entzündungsherden beziehungsweise lässt bestehende Entzündungen abklingen.

Life Hack:

Krill-Öl Einnahmen (Dosierung) / Nebenwirkungen

Nebenwirkungen sind bei Krill-Öl soweit keine bekannt, die medizinisch relevant wären. Es gibt lediglich einen verschwindend geringen Personenanteil, der über leichte Übelkeit oder Aufstoßen nach der Einnahme des Öls berichtet. Wechselwirkungen mit Medikamenten der Schulmedizin sind ebenfalls keine bekannt geworden. Das Öl kann also gefahrlos auch ergänzend zu Mitteln der Pharmazie eingenommen werden, um diese zu unterstützen oder wenn man den Eindruck hat, dass diese allein nun mal nicht so recht wirken.

Die Dosierung ist in der Regel stark abhängig vom Verwendungszweck. Das Krill-Öl wird in Kapseln genommen. Daher ist die übliche Maßeinheit zur Anwendung ebenfalls die Menge der zu nehmenden Kapseln. Hierbei kann man sich bestenfalls mit einem Mediziner absprechen, sodass dieser die Wirkung auch als externe Person beurteilen kann.

Die Absprache mit Schulmedizinern empfiehlt sich ohnehin stets, wenn das Krill-Öl ergänzend zu Medikamenten genommen wird. Denn nur so kann der Arzt sich bewusst machen, dass da noch etwas anderes wirkt und die Gefahr einer eventuellen Wirkung wird fälschlicherweise der Medizin zugeschrieben, die er verordnete, wird deutlich reduziert.

Ein Dosierungsbeispiel für den sehr Erfolgreichen Anwendungsbereich der PMS sieht folgendermaßen aus:

Im ersten Monat zwei Kapseln pro Tag, ab dann jeweils fünf Tage vor der Menstruation bis zwei Tage danach zwei Kapseln, die restliche Zeit eine Kapsel pro Tag. Danach sollte eine Einnahme während der Zeitspanne fünf Tage vor und Zwei Tage nach der Menstruation vollkommen ausreichen, um Beschwerden zu senken.

Ein weiteres Dosierungsbeispiel bei schlechten Cholesterinwerten:

Während der ersten drei Monate zwei Kapseln pro Tag, danach eine Kapsel pro Tag. Wenn speziell die Triglycerid-Werte schlecht sind, empfiehlt sich in den ersten drei Monaten die Einnahme von vier Kapseln pro Tag.

Bei den genannten Beispielen handelt es sich nicht um mehr als Beispiele. Die genaue Anwendung kann auf den Bedarf abgestimmt werden und ein Mediziner oder andere erfahrene Anwender können sicherlich immer eine große Hilfe bei der Wahl der Dosierung sein. Eine Senkung der Dosen ist besonders dann zu empfehlen wenn Aufstoßen oder Übelkeit überhand nehmen. Meist schafft dies Abhilfe und es muss nicht komplett auf die Einnahme verzichtet werden.

Allgemeine Dosierung:

Krillöl wird normalerweise in der Dosierung von 2-6 Kapseln á 500 mg verabreicht

3#
Obst und Gemüse richtig waschen

Wenn man Gemüse und Obst aus konventioneller Landwirtschaft kauft, dann kann man fest damit rechnen, dass sich darauf Rückstände giftiger Pflanzenschutzmittel wie Pestizide, Fungizide usw. befinden.

Aber auch biologische Lebensmittel können mit Umweltgiften aus Abgasen oder auch mit Bakterien belastet sein. Einfaches Waschen hilft hier oft nicht. Was also tun? Wie wasche ich Obst und Gemüse richtig?

Die meisten Mineralien, Spurenelemente und Vitamine stecken in der Schale.

Untersuchungen zufolge, liegt der Gehalt an Vitaminen und Mineralstoffen in den Schalen von Äpfeln Birnen und Co bis zu sieben Mal höher als im Fruchtfleisch. Daher wäre es von Vorteil, Obst und Gemüse (diverse Sorten) möglichst ungeschält zu essen.

Doch so appetitlich das Obst / Gemüse auch aussehen mag, auf den Schalen befinden sich eine Menge an Substanzen wie Pestizide, Konservierungsmittel und Wachs, die zum Teil gesundheitliche Nachwirkungen mit sich bringen können. Wer in Sache Pestizide,

Konservierungsstoffe usw. auf Nummer sicher gehen möchte, sollte generell zu Bioprodukte greifen.

Der Einsatz solcher giftigen Substanzen ist schon beim Anbau verboten. Dennoch möchte ich ein paar Tipps geben, wie man mit Obst und Gemüse richtig umgeht, wenn man diese in einem konventionellen Supermarkt erworben hat.

Life Hack:

Obst mit Wasser abwaschen

Der Klassiker. Obst und Gemüse, wie auch Blattsalat gründlich mit Wasser abspülen. Bei Blattgemüse wäre es von Vorteil, diese mindestens 5 Minuten in ein Wasserbad zu legen. So lösen sich Schnecken und kleine Tierchen, die sich im Salat eingenistet haben.

Tipp: Mit einen trockenen Tuch abreiben

Gerade bei Äpfeln, Birnen ist oft eine Wachsschicht aufgetragen, die sich mit bloßem Wasser nicht entfernen lässt. Man kann diese Schicht mit einem trockenen Tuch aus Stoff durch Reiben entfernen. Wenn man ein paar Tropfen Speiseöl auf den Lappen gibt und anschließend mit Wasser nachspült geht die Schicht noch besser weg.

Tipp: Benutzen Sie eine Gemüsebürste

Obst oder Gemüse mit einer härteren Schale (Karotten, Kartoffeln, Birne usw.) kann man mit einer handelsüblichen Gemüsebürste abbürsten. Optimal wäre, wenn die Bürste eine harte und eine weiche Seite besitzt.

Tipp: Obst- und Gemüsereiniger

Es gibt zwar fertige Obst- und Gemüsereiniger zu kaufen, die sich auch hervorragend eignen um Obst und Gemüse zu waschen / reinigen... dennoch ist es viel einfacher, seine eigene Mischung herzustellen. Ist genauso wirksam und kostet nur einen Bruchteil davon.

Die Rezeptur:

- 1 Esslöffel Zitronensaft
- 1 Esslöffel weißer Essig
- 1 Große Tasse Trink-Wasser
- 1 neue Sprühflasche

Vermische die Zutaten gründlich und fülle sie in die Sprühflasche. Besprühe das Obst und Gemüse mit dem Reiniger und warte 10 Minuten lang und spüle die Lebensmittel dann ausgiebig mit Wasser ab.

Generell...

...sollte man Obst und Gemüse erst kurz vor Gebrauch waschen (reinigen), weil sie sonst schneller verderben. Da durch das Reinigen nicht nur Schmutz, Rückstände und Bakterien entfernt werden, sondern auch die natürliche Schutzhülle der jeweiligen Frucht.

Obst und Gemüse richtig waschen ist keine Kunst, sondern nur eine Frage der Disziplin und sollte gerade wegen der eigenen Gesundheit und die der Familie am Herzen liegen.

Tipp:

Fügen Sie dem Waschwasser von Gemüse und / oder Obst ca. 1 Teelöffel Natron auf 1 Liter Wasser hinzu, auf diese Weise erhöhen Sie die Reinigungsintensität und Ihr Obst und Gemüse (Salat) werden sauberer.

4#

Bullet-Proof Kaffee, ein sättigendes Frühstück

Bulletproof Coffee – der neue Fitmacher

Er gilt seit einiger Zeit als der Energielieferant und gleichzeitig soll man mit ihm ohne Mühe abnehmen können. In den USA ist Bulletproof Coffee schon lange ein Trendgetränk. Entwickelt wurde er von Dave Asprey, der bei einer Reise in den Himalaya vom Yak-Butter-Tee erste Anregungen fand. Wie bei diesem traditionellen Getränk setzte Asprey nun dem Kaffee Butter und Öl zu und kreierte damit ein neues Produkt.

Die Bestandteile

Für die Zubereitung eines Bulletproof Coffees sollten nur hochwertige Zutaten verwendet werden, wie Kaffee frei von Pestiziden. Es sind Bulletproof Kaffeebohnen erhältlich, die als besonders rein und geschmackvoll gelten, ein guter Bio-Kaffee kommt an diese Qualität heran. Bei der Auswahl der Butter kommt es ebenfalls auf die Güte an, Butter von weidengefütterten Tieren wird bevorzugt. Man kann natives Kokosnussöl verwenden oder MCT-Öl, welches unter anderem von Bulletproof erhältlich ist.

Energieschub und Fettverbrenner

Dem Körper wird mit dem Bulletproof Coffee sehr schnell eine hohe Dosis Energie geliefert. MCTs sind mittelkettige Fettsäuren, die ohne Umwege in die Leber gelangen. Sie liefern weniger Kalorien als Butter und gelten als appetithemmend. Obwohl das Fett die Aufnahme des Koffeins verzögert, wird länger anhaltende Energie geliefert, die bis zu sechs Stunden anhalten soll.

Der hohe Fettgehalt des Getränks macht gleichzeitig satt, ohne begleitendes Frühstück. Regelmäßig getrunken stellt sich der Körper auf die Fettverbrennung durch Fettsäuren ein und trägt langfristig zur Verbrennung des eigenen Körperfetts bei. Die Mischung der drei Komponenten soll zu den gewünschten Effekten führen, mehr Energie für den Tag zu gewinnen und dabei durch die Anregung des Fettstoffwechsels abzunehmen.

Life Hack:

Probieren Sie noch heute einen Bullet Proof Kaffee...

Das klassische Grundrezept:

- 230 ml hochwertiger Kaffee
- 15 g MCT Öl/Kokosöl
- 30 g Butter (oder 2 EL)

Dies ca. 30 Sekunden mixen, mit einem Stabmixer oder Milchaufschäumer. Dadurch erhält der Kaffee seine cremige Konsistenz und das Aufschäumen fördert den Geschmack.

Manche geben eine Prise Zimt, Vanille oder 1 TL Ahornsirup hinzu, auch ein Tl Kakao kann den Geschmack je nach eigenen Vorlieben abrunden.

5#
Zimt, die Wunderwaffe gegen hohen Zucker

Zimt – mehr als ein leckeres Gewürz

Zimt hat gerade im Winter Hochsaison, wenn er für die weihnachtliche Note in Gebäck und Punsch sorgt. Doch das Gewürz kann noch wesentlich mehr. So empfiehlt sich der Genuss insbesondere auch für Menschen, die an Diabetes leiden, da dem Gewürz eine positive Wirkung auf Blutzucker und Cholesterinspiegel zugeschrieben wird. Zudem gilt Zimt als Fatburner.

Wer schon einmal das Gewürz probiert hat, kennt den wohligen Geschmack, den viele gerade mit der kalten Jahreszeit verbinden. Zimt wird als wärmendes Gewürz bezeichnet. Er regt den Stoffwechsel an und stellt einen aktiven Metabolismus, der gerade bei einer Diät sehr zuträglich ist, dar.

Woher kommt eigentlich Zimt?

Den meisten Menschen ist Zimt als Gewürz in Form von bräunlichem Pulver bekannt, das in jedem Supermarkt erworben werden kann. Auch Zimtstangen werden im Handel angeboten. Was die meisten Liebhaber jedoch nicht wissen: Zimt wächst sprichwörtlich an Bäumen. Gewonnen wird Zimt nämlich aus der getrockneten Rinde von Zimtbäumen, die zur Familie der Lorbeergewächse gehören. Vor allem der Echte- oder Ceylon-Zimtbaum ist hier für eine Ernte sehr interessant.

Ceylon-Zimt gehört zu den teureren Zimtsorten. Er wird auch als Kaneel bezeichnet und stammt ursprünglich aus Sri Lanka und Indien. Heute ist Ceylon-Zimt weiter verbreitet und wird auch u.a. auf Madagaskar und Martinique angebaut. Cassia-Zimt, oder auch Chinesischer Zimt genannt, ist dagegen u.a. in Sumatra, Vietnam und Japan zu finden.

Die Verarbeitung von Zimt

Für die Zimtstangen wird ein Stück der Innenschicht der Rinde des Zimtbaumes verarbeitet. Die Rinde wird von dem Holz entfernt und anschließend getrocknet. Alle ein bis zwei Jahre etwa können die Schösslinge abgeschnitten und von diesen dann die Rinde abgezogen werden. Durch den anschließenden Trocknungsprozess rollt sie sich in die typische Form des Stangenzimts zusammen.

Die Rinde wird dabei möglichst fein geschnitten, um das Aroma noch zu verstärken. Gern werden mehrere dieser sehr dünnen Rindenschichten zum Trocknen ineinander geschoben.

Für das Pulver, das gerade auf dem europäischen Markt sehr gefragt ist, wird der Zimt zusätzlich noch gemahlen.

Bewertung von Zimt

Feinschmecker wünschen sich natürlich möglichst qualitativ hochwertigen Zimt. Es wurde daher eine eigene Einheit eingeführt, anhand derer sich die Qualität des Zimts bestimmen lässt. Zu beachten ist daher auf eine Nummernangaben, Ekelle genannt. 00000 steht dabei für eine sehr hohe Qualität, während die Angabe 0 Zimt bezeichnet, der qualitativ weiter unten anzusiedeln ist, jedoch geschmacklich meist durchaus mit den preishöheren Varianten mithalten kann.

Geschichte des Zimts

Zimt gehört zu den ältesten Gewürzen der Welt und galt lange als überaus wertvoll. Als Heimat des Ceylon-Zimts gilt Sri Lanka. Um 1498 hat dort Vasco da Gama, ein portugiesischer Seefahrer, an den Insel Ceylon angelegt und die Entdeckung des Zimtbaumes gemacht. So gelangte der Zimt nach Europa und ist heute aus allen Küchen praktisch nicht mehr wegzudenken.

In der chinesischen Küche wird Zimt bereits sogar seit mehr als 4000 Jahren genutzt.

Die Ägypter setzten dagegen weniger auf die Würzkraft zur Zubereitung von Speisen, sondern nahmen Zimt zur Einbalsamierung von Mumien.

Sogar in der Bibel wird Zimt erwähnt (als Zimmet bezeichnet). So sollte er ins Trinkwasser gegeben werden, da das Gewürz in der Lage war, das Wasser von Krankheitserregern zu reinigen. Zudem war Zimt Bestandteil des heiligen Salböls.

Eine geschichtliche Anekdote rund um den Augsburger Kaufmann Anton Fugger bezeugt zudem, welcher Geldwert Zimt damals zugeschrieben wurde. So schürte Fugger um 1530 ein Feuer aus Zimtstangen und verbrannte auf diesem die Schuldscheine Karls V. Auf diese Art wollte der Kaufmann seinen Reichtum vorführen.

Auch wenn Zimt heute zu den beliebtesten Gewürzen gehört, wird ihm nicht mehr die anfängliche Kostbarkeit zugeschrieben. Dies liegt vor allem an den riesigen Zimt-Plantagen, wie sie in Indonesien vorzufinden sind. Das Gewürz wird dadurch zur Massenware und ist mittlerweile sehr günstig im Handel zu kaufen.

Was kann Zimt?

Zimt ist ein beliebtes Gewürz. Es verleiht Tee oder Punsch ein angenehmes Aroma, wird aber ebenso zum Backen oder für die vorderorientalische Küche eingesetzt. Desserts oder Gebäck beigefügt, sorgt es für eine würzige, süßliche Note.

Das Gewürz hat aber nicht nur geschmackliche, sondern auch gesundheitliche Vorteile.

Schon eine geringe Menge Zimt senkt den Cholesterinspiegel. Bei Typ-2-Diabetes kann zudem eine verbesserte Regulierung des Blutzuckers eintreten. Sogar eine entzündungshemmende Wirkung hat das Gewürz. Arthritis Schmerzen können mit einer regelmäßigen Einnahme bekämpft werden. Zimt ist auch gut bei Magen- und Darmerkrankungen. Er hilft gegen Reizdarmbeschwerden, lindert Blähungen und Magenverstimmungen und befreit sogar von Regelschmerzen.

Die durch Zimt gelieferten Antioxidantien sind zudem gut für das Herz und senken das Risiko von Herzerkrankungen. Weil Zimt ein warmes Gewürz ist, das einfach gut schmeckt und gut riecht, kurbelt es die Energie und das Wohlbefinden an.

Zimt wird auch sehr gern als Duftöl genutzt, da der Duft eine angenehme, beruhigende Wirkung hat.

Was ist enthalten

Das charakteristische Aroma von Zimt ist dem Zimtöl zu verdanken, das in den Zimtbäumen enthalten ist. In ihm sind 75% Zimtaldehyd zu finden. Bei Ceylon-Zimt (die Zimtvariante, die hierzulande besonders geläufig ist) kommt noch Eugenol, bei Cassia-Zimt Cumarin als typischer Aromastoff hinzu. Cassia-Zimt ist etwas schärfer im Geschmack als Ceylon-Zimt.

Weitere Inhaltsstoffe von Zimt sind Gerb- und Schleimstoffe.

Wichtig für die Senkung des Blutzuckers ist das Polyphenol MHSP, das sich an die Insulinrezeptoren richtet.

100 Gramm Zimt enthalten 272 kcal. Darin enthalten sind 3,2 Gramm Fett, 3,9 Gramm Eiweiss, 56 Gramm Magnesium und 56 Gramm Kohlenhydrate.

Wissenschaftliche Studien über Zimt

Internationale Wissenschaftler haben sich angeschickt, die positive Wirkung von Zimt auf die Gesundheit auch durch Studien zu belegen.

Mittlerweile gibt es eine Vielzahl an Studien, die aufzeigen, dass eine blutzuckersenkende Wirkung durchaus gegeben ist. Besonders hervorzuheben sei an dieser Stelle vor allem eine Studie von pakistanischen Wissenschaftlern.

Diese haben sich an der Peshawar Universität mit amerikanischen Kollegen zusammengetan und verschiedenen Probanden eine tägliche Portion Zimt bereitgestellt.

Bis zu 6 Gramm täglich nahmen die Patienten im Zuge dieser Studie ein und wurden über mehrere Wochen gesundheitlich überwacht. Im Durchschnitt sank der Blutzucker um bis zu 20%. Im Vergleich dazu wurde eine Kontrollgruppe eingerichtet, die keinen Zimt zu sich nahm. Hier wurde keine signifikante Senkung des Blutzuckerspiegels festgestellt.

Die Studie an der Peshawar Universität fand unter der Leitung von Prof. Dr. Richard Anderson statt. Dieser ließ nach dem Ergebnis der Studie verlauten, dass dieses Ergebnis eher zufällig erzielt wurde. Untersucht wurde die Wirkung verschiedener Lebensmittel. Es sollte festgestellt werden, welche davon einen Effekt auf den Blutzuckerspiegel haben und welche nicht.

Zu den getesteten Lebensmitteln gehörte auch ein Apfelkuchen, der mit Zimt verfeinert war. Wurde zuerst davon ausgegangen, dass der Kuchen genau die gegenteilige Wirkung erzielen würde, fand man danach heraus, dass es am Zimt lag, welcher den Blutzucker nicht weiter anstiegen ließ, sondern vielmehr zum Abfallen anregte.

Life Hack:

Ich empfehle täglich einen halben Teelöffel Zimt zu sich zu nehmen. Dieser kann in Heißgetränke gemischt oder zum Süßen auf ein Stück Apfel gegeben werden. Ebenso schmeckt Zimt in Smoothies oder auch über einen selbstgemachten Obstteller.

Auch im Kaffee hat Zimt seine Berechtigung.

Hinweis:

Tagesdosis nicht überschreiten

Die Tagesdosis von etwa 2-4 Gramm (entspricht in etwa einem vollen Teelöffel) Zimt sollte nicht überschritten werden.

Zimt enthält den Stoff Cumarin, dem bei übermäßigem Genuss eine leberschädigende Wirkung nachgesagt wird. Cassia-Zimt hat einen höheren Cumarin-Gehalt als Ceylon-Zimt.

Dennoch, eine maßvolle Einnahme von Zimt ist jedoch gesundheitlich unbedenklich und hat, ganz im Gegenteil, eine gesundheitsfördernde Wirkung.

6#

10.000 Schritte für mehr Gesundheit

Warum man 10.000 Schritte am Tag gehen sollte

Eines ist sicher, wir bewegen uns immer weniger: Motorisierung, Fernseher und Computerarbeitsplätze haben uns Menschen zu wahren Bewegungsmuffeln gemacht. Kennen Sie Lieschen Mueller und Max Mustermann? - Genau bei ihnen handelt es sich um den deutschen Durchschnittsmenschen, der – und das ist ungelogen – nur noch auf knappe 1.000 Schritte pro Tag kommt. Doch damit unser Körper und damit wir, gesund bleiben, ist es wichtig das wir uns bewegen – also dass wir körperlich aktiv sind.

Wussten Sie, dass der Bewegungsmangel der häufigste Auslöser für Krankheiten ist und das noch vor dem Rauchen und der schlechten Ernährung? – Nein? Dann lesen Sie weiter, Sie werden nicht mehr aus dem Staunen kommen.

Wenn Sie nun sagen, ich möchte aber nicht ins Fitnessstudio gehen oder joggen, dann lassen Sie sich gesagt sein, das ist auch nicht nötig. Denn die minimalistischste aller Fortbewegungen, das Gehen, ist absolut ausreichen und der Vorteil daran ist, das es ganz ohne großen Aufwand in den Alltag integriert werden kann. Doch nun zu der Frage: Warum überhaupt pro Tag 10.000 Schritte gemacht werden sollten.

Wer körperlich aktiv ist, der lebt bewusst: ganz einfach. Durch das viele Gehen erhalten Sie eine Win-win-Situation, von der Sie selbst und auch die Umwelt langfristig profitiert, denn:

#
Krankheiten wie Herz-Kreislauferkrankungen, Diabetes, Rückenschmerzen, Arthrose, Allergien, Depressionen, Krebs und Osteoporose werden verhindert.

#
Die genannten Krankheiten werden geheilt oder gelindert

#
Übergewicht wird vorgebeugt bzw. die Gewichtsabnahme wird unterstützt

#
Das Wohlbefinden und das Selbstvertrauen werden gesteigert

#
Die Leistungsfähigkeit und die Fitness werden verbessert

\#

Man schläft besser

\#

Es wird Geld gespart, denn Auto und die öffentlichen Verkehrsmittel werden weniger genutzt

\#

Es wird zum Umweltschutz beigetragen, denn es werden kaum Ressourcen verbraucht und es werden zudem auch kaum Emissionen verursacht

\#

Der Lärm wird verringert, denn Gehen ist die leiseste Art der Fortbewegung

10.000 Schritte: Das sagt die Wissenschaft

Sport ist hilfreich und dieser Gedanke ist richtig, doch wenn Sie den ganzen Tag sitzen, dann ist es nicht ausreichend. Das bewies eine schwedische Studie, bei der Männer und Frauen untersucht wurden, die jeden zweiten Tag Sport trieben.

Das Problem dabei war, dass die Muskulatur trotz der sportlichen Aktivität der Probanden 70 % des Tages dennoch ungenutzt blieb. Das hat einen negativen Einfluss auf den Fettstoffwechsel und kann zudem auch Krankheiten begünstigen, laut den Wissenschaft-lern.

Die Studie aus Schweden sagt klar aus:

„Regelmäßiges Training schützt den Menschen NICHT vor den Risiken des „sitzenden" Lebensstils, wenn die Muskeln 95 % des restlichen Tages auf der faulen Haut liegen."

Wollen Sie das auf sich sitzen lassen?

Sie werden es nicht glauben, wie viel Spaß es machen kann, Bewegung in den Alltag einzubringen, und vor allem wie leicht das ist. Von den Wissenschaftlern wird empfohlen sich pro Tag 2 ½ Stunden am Tag zu bewegen oder eben 10.000 Schritte zu gehen.

Jetzt werden Sie wieder auf den Gedanken kommen, dass 10.000 Schritte doch ein Klacks sind, denn es wird doch regelmäßig Sport betrieben. Doch auch hier weiß die Wissenschaft, dass es gar nicht so einfach ist. Denn erst wenn Sie einen Schrittzähler nutzen, wird Ihnen klar werden, dass Sie ohne Training an manchen Tagen gerade mal auf 4.000 bis 6.000 Schritte maximal kommen.

Regelmäßige Bewegung senkt das Risiko auf Diabetes Typ 2

Gehen wir einmal näher auf die Studien ein. Von mehreren Studien wird bereits empfohlen, dass die Basis eines gesunden Lebensstils 10.000 Schritte am

Tag sind. Doch ob es auch mit weniger Aktivität am Tag möglich ist, das Risiko für den Typ 2 Diabetes zu senken, das ist bisher auch den Wissenschaftlern nicht klar.

Diese Frage wurde von Amanda Fretts, die an der University of Washington in Seattle tätig ist in Zusammenarbeit mit Kollegen untersucht bei einer Subpopulation der Strong Heart Family Study. In diese Studie wurden die Personen einbezogen, bei denen weder initiale noch kardiovaskuläre Erkrankungen vorlagen. Diabetes sowie stark ausgeprägte Adipositas waren in der Gesamtpopulation der Studie stark ausgeprägt im Gegensatz zu körperlicher Aktivität.

An den notwendigen Nachuntersuchungen der Studie nahmen 1.826 Erwachse teil, von denen 1.149 (62.9%) Frauen waren. Bei Studienbeginn wurde bei 178 Teilnehmern Prädiabetes diagnozier und der mittlere Body-Mass-Index lag bei 32 kg/m². Mit einem Pedometer wurde die körperliche Aktivität der Probanden aufgezeichnet, das über einen Zeitraum von 7 Tagen um die Hüfte getragen wurde und lediglich beim Baden und Schwimmen war das Pedometer abzulegen.

Die Auswertung ergab, dass sich Jüngere und auch die Männer mehr bewegen. Bei den unter 55-jährigen Männern betrug die mittlere Schrittanzahl pro Tag bei

6.696 und bei den gleichaltrigen Frauen lediglich bei 4.770. Die über 55-jährigen erreichten einen Durchschnitt von 5.513 bzw. 3.542 Schritten. Das zeigte, dass sich die Teilnehmer insgesamt sehr wenig bewegten und fast 26 % der unter 30-jährigen und 35 % der mindestens 50-jährigen erreichten noch nicht einmal eine tägliche Schrittanzahl von 3.500.

Der Follow-up dauerte 5 Jahre und in dieser Zeit erkrankten 243 Probanden an dem Typ 2 Diabetes. Bei den Personen, die weniger als 3.500 Schritte am Tag gingen, waren zudem einem höheren Diabetesrisiko ausgesetzt, als die Probanden, die mehr Schritte am Tag erzielten.

Dabei wurde von den Autoren der Studie von einem Schwelleneffekt gesprochen: Jeder der mehr als 3.500 Schritte ging, hatte eine 29 % geringere Wahrscheinlichkeit an Diabetes zu erkranken, als die, die unter diesem Wert liegen. Allerdings konnten die Wissenschaftler keine nennenswerte Verbesserung des Diabetesrisikos bei den Schrittzahlen über 3.500 erkennen. Doch die Studie unterstreicht, dass eine körperliche Aktivität wichtig ist, um das Risiko an Diabetes zu erkranken zu senken.

Fazit der Studie ist, dass bereits mit einer mäßigen Aktivität von mindestens 2.500 Schritten pro Tag, übergewichtige Personen das Diabetesrisiko um fast ein Drittel senken können – so die Autoren. In

Vorläuferstudien wird sogar von einem Wert von 2.500 Schritten gesprochen, um diesen Effekt zu erzielen – diese Studie stützt die Annahmen, dass bereits mit deutlicher weniger Bewegung als die empfohlenen 10.000 Schritte täglich, gesundheitliche Vorteile erreicht werden. Erwähnt werden muss an dieser Stelle jedoch, dass es aus der Originalveröffentlichung der Studie nicht deutlich wird, ob der Gewichtsverlauf und die Schrittzahl der Probanden während des Studienverlaufs bzw. am Studienende nochmals überprüft wurden.

Life Hack:

Bei uns Menschen handelt es sich um wahre Phänomene, denn auch wenn wir uns darüber bewusst sind, dass der 10 minütige Spaziergang zum Bäcker um die Ecke uns gut tun würde, nehmen wir den Roller oder das Auto. Der Grund ist unser „Faulheits-Zentrum" im Grossgehirn, das uns immer wieder sehr kreative Ausreden zuflüstert:

#
Es sieht nach Regen aus, ich nehme doch lieber das Auto

#
Mit dem Auto bin ich schneller, ich kann die Familie doch nicht warten lassen

#

Heute fahre ich noch mal, ab morgen gehe ich dann absolut zu Fuß

Ganz ehrlich, wir sind wahre Meister darin uns selbst auszutricksen. Aber die vermeintliche Stärke kann mit einem simplen Trick zu einer überraschenden Stärke werden, die uns dabei hilft in den Alltag mehr Bewegung einzubauen umso mehr Fett zu verbrennen.

Wie ist es aber machbar 10.000 Schritte in den Alltag einzubauen? Bei den meisten Menschen ergeben 10.000 Schritte eine Strecke von fünf bis acht Kilometern und das ist doch zu schaffen. Oder?

Sie glauben gar nicht, wie viele Möglichkeiten der Alltag bietet um sich zu bewegen und mit ein paar Tricks ist es durchaus machbar:

#

Das Auto für kurze Strecken stehen lassen

#

Ein paar Haltestellen vor dem Ziel aussteigen und den Rest zu Fuß gehen

#

Die Treppe nehmen anstelle von Aufzug oder Rolltreppe

\#

Das Fahrrad für den Arbeitsweg nutzen. 30 Minuten Fahrradfahren sind rund 3000 Schritte

\#

In der Mittagspause einen Spaziergang machen anstatt am PC zu surfen

\#

Pro Stunde im Büro mindestens einmal aufstehen und sich Bewegung verschaffen

\#

Beim Arbeitskollegen persönlich vorbeischauen, anstatt ihn anzurufen

\#

Zu Fuß gehen für kleinere Einkäufe

\#

Abends nach Feierabend einen Spaziergang machen

\#

Am Wochenende wandern – Achtung hier kann wieder das „Faulheits-Zentrum" in die Quere kommen, von wegen schlechtes Wetter und so weiter: Denken Sie daran, es gibt kein schlechtes Wetter, es gibt nur schlechte Kleidung!

Sollte es Ihnen schwer fallen sich zu motivieren, dann

kann ein Pedometer, Schrittzähler, eine App oder ein Aktivitätstracker hilfreich sein, womit die Anzahl der Schritte kontrolliert werden kann. Diese Hilfsmittel geben in der Regel auch an, wie viele Kilometer zurückgelegt wurden.

Eine weitere Hilfe: **ein Schritte-Tagebuch** oder eine Schritte-Liste.

7#

Das Tabata-Training: Das 4 Minuten Workout

Was ist 'Tabata'?

Tabata ist die ideale Lösung für alle, die etwas für ihren Körper tun möchten und dabei ein effektives Zeitmanagement betreiben möchten. Denn bei Tabata handelt es sich um ein 4 Minuten Trainingsprogramm.

Hier geht es also darum, in kürzest möglicher Zeit beste Erfolge zu erzielen. 'Ich habe keine Zeit für Sport im Alltag' ist daher keine Ausrede mehr. Denn 4 Minuten kann jeder mehrmals die Woche erübrigen, der von dem Willen getrieben ist, seinem Körper etwas Gutes zu tun. Und wer nun Bedenken hat, dass vier Minuten doch niemals ausreichen können, um wirklich Erfolge zu erzielen, dem sei gesagt, dass das Tabata Workout genau darauf ausgerichtet ist, in diesen 4 Minuten ein hochintensives Training zu bieten, mit dem sich, wenn man denn konsequent seinen Trainingsplan verfolgt, auch wirklich die gewünschten Ergebnisse einstellen.

Bei Tabata geht es nicht um das 'wie lange' sondern um das 'wie intensiv'. Denn wer Tabata ausprobiert, muss bereit sein, an seine persönlichen Grenzen zu gehen. Bei Tabata handelt es sich nicht um ein 'Kuschel-Workout', bei dem man nur etwas im Kreis läuft. Es geht darum, in wenigen Minuten möglichst viele und vor allem auch große Muskeln zu beanspruchen. Nur dann kann auch ein geringer Zeitaufwand von nur 4 Minuten wirkliche Ergebnisse bewirken. Wichtig ist dabei, dass jeder, der Tabata ausprobiert, willens ist, auch wirklich an sein eigenes Limit zu gehen.

Tabata erfordert in diesen 4 Minuten volle Power und sämtliche Reserven. Nach dem Workout hat kaum jemand das Gefühl, dass er tatsächlich nur 4 Minuten trainiert hat, sondern wird die Genugtuung und das positive Körpergefühl eines intensiven, langen Train-ings verspüren. Dabei dauert ein Tabata Workout gerade einmal so lang wie eine Zigarettenpause und ist für den Körper doch so viel besser und wohl-tuender.

Das Tabata Workout zeigt auch schnell, wer wirklich bereit ist, 4 Minuten täglich damit zuzubringen, seinen Körper an seine Grenzen zu bringen. Denn oftmals denkt man 'Ach, 4 Minuten, das schafft ja jeder'. Doch wenn der Schweiß fließt und die Muskeln vibri-eren, halten einige nicht einmal diese 4 Minuten durch. Nicht jeder ist für das Tabata Workout ge-macht. Hier trennt sich daher schnell die Spreu vom Weizen.

Die Tabata Vorteile auf den Punkt gebracht:

- Geringer Zeitaufwand

- In der Regel werden keine Hilfsmittel benötigt

- Hohe Intensität, maximaler Fortschritt

- Positive Auswirkung auf das Herz-Kreislaufsystem

- Optimale Fettverbrennung (inklusive Nachbrennen)

- Krafttraining mit geringem Aufwand

- Ortsunabhängig (zuhause, Park, Garten usw.)

Life Hack:

Wie funktioniert Tabata eigentlich?

Bei Tabata handelt es sich um ein Intervalltraining, das sich als echtes Fatburner-Training entpuppt. Die Fettverbrennung wird vorallem durch die hohe Geschwindigkeit und die extreme Belastung durch die Übungen schnell hochgefahren. Man fühlt buchstäblich, wie die Kalorien verbrennen und sich die Muskeln dafür aufbauen. Und Tabata ist ebenso richtig für alle, die ihren Stoffwechseln mal so richtig in Fahrt bringen wollen.

Am besten wird Tabata viermal pro Woche ausgeführt. Das heißt, es stehen wöchentlich 16 Minuten Power Training auf dem Plan. Wer das durchhält, wird mit einem gut trainierten Body belohnt. Bevor das Intervalltraining losgeht, sollte der Körper mit lockeren Übungen aufgewärmt werden. Der Motor eines Autos schnurrt schließlich auch dann am besten, wenn er durch die Fahrthitze schon etwas Temperatur erreicht hat.

Jeder Tabatablock besteht dann aus 8 x 20 Sekunden voller Bewegungs-Power. Ist eine Übung geschafft, werden 10 Sekunden Pause eingelegt, bevor es mit der nächsten weitergeht. Wem ein einzelner Tabatablock nicht genug sein sollte, der kann selbstverständlich auch mehrere Trainingsblöcke nacheinander ausführen. Nach jedem 4-Minuten-Block sollte jedoch eine Pause von 3 Minuten eingelegt werden, um wieder etwas Kraft schöpfen zu können.

Es gibt übrigens nicht 'die' Tabata-Übung schlechthin. Für einen Tabatablock können ganz unterschiedliche Übungen herangezogen werden. Je mehr Muskelgruppen dabei beansprucht werden, umso besser. Der Athlet kann sich für einen Sprint ebenso entscheiden wie für Kettlebells oder Liegestütze und Sit-Ups. Selbst die vermeintlich einfachsten Übungen erscheinen plötzlich um ein vielfaches anstrengender, wenn sie auf Geschwindigkeit und mehrmals schnell hintereinander ausgeführt werden. Hier sollte man sich also nicht täuschen lassen. Am besten, es werden Übungen gewählt, die man bereits kennt und bei denen man weiß, dass man bei der Ausführung auch mit High Speed klarkommt.

Im Übrigen gilt bei Tabata wie bei jedem anderen Sportprogramm auch: Bei körperlichen Beschwerden sollte zuvor ein Arzt konsultiert werden, ob es ratsam ist, das High Power Training auszuführen. Schließlich soll es dem Körper helfen und nicht zusätzlich schaden. Und nicht jeder Körper kommt mit dieser zwar kurzen, aber extremen Belastung klar.

Beispiel-Übungen für ein Tabata-Training:

Liegestütze, Burpees, Kniebeuge, Crunches, Hampelmann, auf der Stelle sprinten, (tiefe)Ausfallschritte, Climber, High Jumps, Sprints, Klimmzüge usw.

8#
Testosteron, das unterschätzte Hormon

Testosteron ist das wichtigste männliche Geschlechtshormon. Jedoch hat das Testosteron einen schlechten Ruf. Dem Klischee nach sorgt das Hormon nicht nur körperlich für stärker ausgeprägte maskuline Züge, sondern fördert auch antisoziales, aggressives Verhalten und Sexsucht, so das gängige Bild. Doch tatsächlich wirkt Testosteron auf die menschliche Psyche in vielfältiger Weise - mitunter fördert es sogar die Fairness.

Was ist Testosteron?

Testosteron ist mit Abstand das wichtigste Geschlechtshormon des Mannes. In geringen Mengen kommt es auch bei der Frau vor. Testosteron entsteht in den sogenannten Leydig-Zellen des Hodens. Bei beiden Geschlechtern produzieren zudem die Nebennieren in begrenztem Maße Testosteron.

Gesteuert wird das Hormon über die Hirnanhangsdrüse, dem Hypothalamus, der im Zwischenhirn liegt.

Testosteron verfolgt viele Aufgaben, mitunter ist es verantwortlich für:

- Bart und Körperbehaarung

- Zunahme von Muskelmasse und Muskelkraft

- Knochendichte und Knochenneubildung

- Fett- und Zuckerstoffwechsel

- Talgdrüsen der Haut (Aktivierung)

Und sorgt es noch für die Vermehrung der roten Blutkörperchen.

Das Problem: Ab spätestens 40 Jahre sinkt der Testosteronspiegel pro Jahr um rund 1,2 Prozent. Daraus resultiert eine Menge gesundheitliche Probleme. Diese wären:

Veränderter Körperbau durch vermehrtes Fett und weniger Muskelmasse, Depressionen, Trägheit und Antriebslosigkeit, Rückgang von Körperbehaarung, Osteoporose, sexuelle Funktionsstörungen bis hin zum Verlust der Libido. Oft kommt es außerdem dazu, dass einzelne Symptome, wie Trägheit oder Antriebslosigkeit, einen Teufelskreis aus Verhaltensweisen in Gang setzen, welche den Testosteronspiegel zusätzlich absinken lassen.

Was liegt da näher, als den möglichen Mangel an Testosteron einfach auszugleichen? Schließlich erwartet heute jeder Aktivität und Leistungsfähigkeit bis ins hohe Alter hinein. Anti-Aging-Therapien boomen.

Meist sind sie teuer und mit zahlreichen Nebenwirkungen behaftet. Ich möchte im nachfolgenden "Life
Hack" einige Maßnahmen aufzeigen, die Sie anwenden können und das ohne Nebenwirkungen und
ohne viel Geld auszugeben.

Life Hack:

1. Krafttraining

Wenn Sie gezielt Ihren Testosteronspiegel erhöhen
möchten, dann kommen Sie um ein Krafttraining mit
Handeln nicht herum. Denn dieses stellt die
wirksamste Art von körperlicher Betätigung dar,
wenn man die Testosteronproduktion anregen möchte. Um die besten Resultate zu erzielen, sollte man
schwere Gewichte mit wenigen Wiederholungen
heben und wenn möglich, mit freien Gewichten.

Trainieren Sie die großen Muskelgruppen. Studien
haben gezeigt, dass das Training der großen Muskelgruppen komplexe Bewegungen erfordert, die
effektiver bei der Erhöhung der Testosteronproduktion sind, als bei der Belastung von ein bis zwei klei-
neren Muskeln. Konzentrieren Sie sich auf Übungen
wie: Bankdrücken, Kniebeugen, Kreuzheben und
Schulterdrücken. Konzentrieren Sie sich ebenso auf
eine hohe Intensität und gestalten Sie Ihr Training
nicht zu lange. Frei nach dem Motto: Kurz aber intensiv.

2. Zink

Zink ist ein Mineral, das für die Produktion von Testosteron und den Muskelaufbau besonders wichtig ist. Eine optimale Zink-Aufnahme kann bei erwachsenen Männern innerhalb weniger Wochen den Testosteronspiegel nachweislich enorm steigern.

Lebensmittel die viel Zink enthalten: Nüsse, Mandeln, mageres Rindfleisch, Rohmilchkäse.

Alternativ: Zink-Präparat / Wirksame Dosis pro Tag: 25-30 mg

3. Sonnenlicht oder Vitamin-D-Präparat

Schon ein bisschen Sonne heizt den Testosteron-Spiegel von Männern ordentlich an. Zu dieser Erkenntnis kamen jetzt Wissenschaftler der Medizinischen Universität in Graz.

Sonne regt die Vitamin D-Produktion im Körper an. Die Studie zeigte, dass Männer, deren Blut mindestens 30 Nanogramm Vitamin D pro Milliliter enthielt, viel mehr Testosteron produzierten als jene mit weniger Vitamin D im Blut.

Testosteron- und Vitamin-D-Haushalt unterliegen im Jahresverlauf den gleichen Schwankungen. Beide Werte sinken im Oktober und erreichen wegen der geringen Sonneinstrahlung ihren Tiefstand im März. Eine Alternative wäre hierbei ein Vitamin-D-Präparat. Bitte vorher Infos einholen bei einem Arzt oder Apotheker.

4. Sprints

Ein gezieltes Kardiotraining kann Ihr Testosteron-Wert im Körper merklich steigern.

Ein bis vier "6-Sekunden-Sprints" kann den Testosteronwert deutlich nach oben katapultieren, so eine durchgeführte Studie bei jungen Männern. Das Gute: Auch 20 Minuten nach der Belastung bleibt das Gesamt-Testosteron der Probanden erhöht.

Nebenbei erwähnt: Lange Ausdauereinheiten wie beim Marathontraining können den Testosteronspiegel allerdings negativ beeinflussen.

5. Die richtigen Fette

Die meisten Menschen leiden unter einer Fettphobie. Dennoch benötigt der Körper „gesunde Fette" für eine optimale Gesundheit. Der Körper benötigt gesättigte Fette, besonders zur Testosteron-Produktion. Gesunde Fette findet man vor allem in natürlichen Lebensmitteln wie frischem Bio-Fleisch, Roh-Milchprodukten, bestimmten Ölen (Kokos-Öl), Nüssen, Eiern, Oliven oder Avocados.

6. Magnesium

Magnesium ist ein Mineralstoff, genauso wie Zink. Ein Magnesiummangel geht meist mit einem niedrigen Testosteronwert einher. Wenn ein Magnesiummangel besteht, können Sie durch eine Supplementierung mit Magnesium oder mit Kakaobohnen (Life Hack 1#) entgegenwirken.

7. Kreatin

Kreatin ist eine kleine organische Säure, die den Energiestoffwechsel der Zelle unterstützt. Kreatin kann die ATP-Vorräte einer Zelle sehr schnell regenerieren. Die Energieversorgung über Zucker oder Fettsäuren benötigt sehr viel mehr Zeit. Auf diese Weise kann Kreatin das Muskelwachstum beschleunigen und zu spürbar mehr Kraft verhelfen.

Kreatin kann den Testosteronspiegel bei Männern im Alter von 18-35 Jahren verlässlich um ca. 20-25% erhöhen. Hier empfehle ich ein gutes Kreatin-Präparat.

8. Stress reduzieren

Wenn man ständig unter Stress steht, setzt der Körper eine große Menge des Stresshormons Cortisol frei. Cortisol blockiert die Effekte von Testosteron. Sich entspannen zu können ist im hektischen Alltag leichter gesagt als getan. Finden Sie für sich einen Weg, wie Sie Ihren Stresspegel senken können. Meditation, Spaziergänge, gute Musik usw. können dabei helfen.

9. Viel Schlaf

Eine Studie konnte aufzeigen, dass Schlafmangel die Testosteronwerte bei jungen Männern signifikant senken kann. Wieviel Schlaf der Körper braucht, hängt letztendlich von mehreren Faktoren ab. Experten empfehlen erwachsenen Männern im Schnitt zwischen sieben und neun Stunden pro Nacht zu schlafen.

10. Zucker reduzieren

Ein hoher Insulinspiegel führt zum Absinken des Testosteronspiegels. Daher sollten Industriezucker, Weißbrot, Kekse, Fruchtsäfte, stark verarbeitete Lebensmittel und andere Nahrungsmittel, die den Blutzuckerspiegel stark ansteigen lassen, weniger verzehrt werden.

11. Der Klassiker: Alkohol, Nikotin vermeiden

9#
Sich Barfuß mit der Erde verbinden

Sich Barfuß mit der Erde verbinden

Tausende von Jahren lebte der Mensch im ständigen Kontakt mit der Erde. Schlafen auf dem Erdboden, auf der Erde gesessen oder das Barfußlaufen in Kontakt mit dem Erdboden war damals selbstverständlich. Heute tragen wir festes Schuhwerk an den Füßen, häufig mit einer isolierenden Gummisohle, die den Austausch der Erdenergie mit unserem Energiesystem verhindert. Des Weiteren befinden wir uns oftmals in geschlossenen Räumen und haben, gerade in den Wintermonaten, keinerlei Kontakt mit der Erdenergie.

Warum ist der Kontakt zur Erde so wichtig?

Es geht vor allem um die elektrische Verbindung mit der Erde, die unser Energiesystem bei Kontakt zum Ausgleich bringt. Einige amerikanische Forscher behaupten, dass der Mensch den direkten Kontakt zur Mutter Erde braucht, um nachhaltig gesund zu bleiben -aus elektrischen Gründen.

Die Theorie: Der Mensch braucht den direkten Hautkontakt mit der Erde, um sich elektrisch zu erden. Was sehr abgehoben klingt, hat nach Meinung einer kleinen Gruppe von Wissenschaftlern tatsächlich weniger mit wundersamen Energien zu tun, als mit schnöder Elektrizität. Mit Studien versuchen sie, ihre Theorie zu beweisen.

Einher geht das ganze mit dem Begriff "Earthing" - zu Deutsch: Erdung. Pionier in Sache "Earthing" ist der Amerikaner Clint Ober. Im Jahre 1998 beobachtete der Amerikaner in freier Natur eine Gruppe von Touristen, die die schöne Landschaft zwar genossen, aber laut Clint Ober, durch die Schuhe mit einer dicken Gummisohle doch von der Natur getrennt waren.

Daraufhin stellte sich der Amerikaner folgende Frage:

Wenn der Mensch bekanntermaßen ein elektromagnetisches Wesen ist, dessen sämtliche Nerven- und Gehirnfunktionen auf der Übertragung von elektrischen Signalen beruht, welche Auswirkung hat es dann, dass sich der Mensch mit fester Kleidung, Schuhe, Behausung, über die Zeit fast komplett der elektrischen Erdung beraubt hat?

Das elektrische System der Erde

Die Erde besitzt, wie unser Körper auch, ein elektrisches System. Sprich: Die Erde ist ein riesiger Speicher von freien, negativ geladenen Elektronen. In der Atmosphäre wie auch an der Erdoberfläche wimmelt es nur so von elektrisch geladenen Teilchen. Ohne eine Verbindung zu diesem Speicher, sind unsere menschlichen Körperzellen nicht in der Lage, die positive Beladung die sich aus Dingen ergibt, wie zum Beispiel elektronenarme freie Radikale, auszugleichen.

Unsere Umwelt in der wir leben, ist gesättigt von einem breiten Spektrum von elektromagnetischer Ausstrahlung, von Computern, Handys, Kommunikationsmasten, Radio, TV und anderen elektronischen Geräten.

Diese elektromagnetische Strahlung, die uns permanent umgibt, verursacht elektrische Spannung in unseren Körpern. Diese Spannung stört die Trillionen von feinen, elektrischen Kommunikationen, die äußerst wichtig für den gesunden Ablauf unseres Körpers sind.

Diese induzierten Ladungen können wie bei einem Blitzableiter einfach an die Erde abgegeben werden, ohne dass es den Menschen beeinflusst. Gerade der negative Einfluss von Elektrosmog soll so durch Erdung minimiert werden können. Das ganze Nervensystem beruhigt und entspannt sich, der Körper findet wieder zu seiner natürlichen Harmonie und den natürlichen Rhythmen zurück.

Folgende Vorteile werden mit "Earthing" in Verbindung gebracht:

- Besser Schlafen

- Stressabbau, mehr Entspannung

- Mehr (Lebens)Energie

- Verbessert und beseitigt Entzündungen

- Verbesserung von chronischen Schmerzen

- Verbesserung von akuten Schmerzen

- Schutz vor Elektrosmog

- Hilft gegen Kopfschmerzen

- Reguliert den Blutdruck

- Beschleunigt die Wundheilung

- Harmonisiert den natürlichen Rhythmus unseres Körpers

Life Hack:

Empfehlung für ein gezieltes "Earthing"

Täglich mindestens 30 Minuten mit nackten Füßen auf der Erde laufen - oder nackt auf ihr liegen. Dies lässt sich wunderbar mit einem Sonnenbad verbinden. An kalten Tagen (Wintertagen) eignen sich zum "Earthing" die sogenannten Barfußschuhe der Firma Vibram. Die sogenannten Five Fingers bestehen zu 100 % aus Naturkautschuk, die die Verbindung zur Erde nicht blockieren, im Gegensatz zu Plastiksohlen.

Was werden Sie beim sogenannten "Earthing" empfinden?

Einige spüren gleich ein warmes Kribbeln, Leichtigkeit und Wohlbefinden. Die Meisten fühlen sich danach wohler und das ziemlich schnell. Der Grad der Besserung ist von Mensch zu Mensch unterschiedlich. Wichtig ist, das Erden langfristig in den Alltag zu integrieren.

Zum Schluss:

Die Verbindung zur Mutter Erde ist für fast alle Naturvölker auf der Welt ein heiliger Bund und vielleicht mehr als nur ein nostalgisches Ritual. Würde es uns zivilisierten Menschen nicht besser gehen, wenn wir etwas mehr zu unserem ursprünglichen Lebensstil zurückkehren würden, wie ihn diese Naturvölker es (einst) tun? Lebendige Nahrung, Wasser, Luft, Sonne und (Mutter)Erde sind die wichtigsten Heilmittel die wir haben und diese sollten wir auch wieder für unser Wohlbefinden nutzen.

Ich denke das sind wir unserer Umwelt einfach schuldig.

Das Barfuß-Thema wird in einem späteren **"Life Hack"** nochmals aufgegriffen…

10#
Waldspaziergang für ein starkes Immunsystem

Wie das Immunsystem vom Wald profitiert

Viele Menschen lieben es, in den Wald zu gehen. Doch es sind eindeutig noch zu wenige, die das Gefühl eines Waldspaziergangs wirklich schätzen. Oft sind es seltene Wanderungen, zu denen sich viele erst mitreißen lassen. Doch, nur die Menschen, die den Wald aktiv spüren, können auch von ihm profitieren.

Er verleiht nicht nur ein Gefühl der Ruhe und Geborgenheit, ist nicht nur ein Ort, an dem man die Seele mal baumeln lassen kann. Er macht uns Menschen auch stark und kann uns heilen. Die Heilung kommt aus dem Wald, das belegen auch schon zahlreiche Studien. Ein Spaziergang im Wald kann fast so viel bewirken wie eine Einheit schweißtreibender Sport.

Was bringt ein Waldspaziergang der Gesundheit?

Müde lächelnd blicken die aktiven Sportler auf Jene, die sagen, sie hätten sich genug bewegt, indem sie im Wald spazieren waren. Kaum zu glauben ist es, aber dennoch verbrennt man in einer Stunde spazieren fast genauso viele Kalorien, wie bei einer halben Stunde

Jogging. Noch dazu ist es angenehmer. Da beim Gehen doppelt so viele Schritte gemacht werden, wie beim Joggen, kommt dieser hohe Verbrauch zustande. Aber es kommt einem entspannter vor. Man ermüdet nicht so schnell und kann viel öfter tief und bewusst Luft holen. Das Immunsystem wird dadurch doppelt gestärkt und Krankheiten wird vorgebeugt.

Positiv ist auch, dass mehr gegangene Schritte dazu beitragen, dass die Arterien weniger schnell verkalken. Das Risiko an einem Schlaganfall oder einem Herzinfarkt zu erkranken wird also deutlich gesenkt, wenn man täglich, oder zumindest aller zwei Tage, seine kleine Runde durch den Wald spaziert.

Wer oft im Wald spazieren geht darf sich zudem auch über weniger Probleme mit hohem Blutdruck freuen. Denn nachweislich senkt die Bewegung im Wald den Blutdruck. Die Lungenkapazität wird auch verbessert. Diese Effekte kommen nicht zustande, wenn man die gleiche Strecke durch die Stadt gehen würde. Es muss also gesundheitsfördernde Stoffe in der Waldluft geben, die unserem Körper guttun.

Was nicht überraschen dürfte ist der Fakt, dass die Ausschüttung von Adrenalin, dem Hormon, das für den Stress verantwortlich ist, bei einem Waldspaziergang deutlich niedriger ist, als bei einem Gang durch die hektische Stadt. Man fühlt sich einfach wohler im

Wald und der Körper dankt es dem Menschen.

Life Hack:

Gehen Sie öfters im Wald spazieren. 20 Minuten reichen dabei völlig aus.

Mein persönlicher Buch-Tipp: **Der Biophilia-Effekt: Heilung aus dem Wald**

11# Gesunde Füße durch Barfuß gehen

Barfuß – eine Wohltat für die eigenen Füße

Die meisten Menschen laufen in ihrem Leben nur noch sehr wenig barfuß. Doch wieso ist das eigentlich so? Wer schon einmal beim Orthopäden gewesen ist, weiß, dass dieser oder der Hausarzt sicher schon öfters mal gesagt hat, man solle sich auch mal barfuß fortbewegen. Meist wird dies vergessen oder schlichtweg nicht gemacht. Dabei ist dies eigentlich ein wichtiger Punkt, denn die Gesundheit des Menschen sollte immer an erster Stelle stehen. Barfuß laufen ist eine äußerst gesunde Sache, die den Füßen unheimlich gut tut und vor allem für die Bildung der Muskulatur an den Füßen unheimlich bedeutsam ist.

Jedoch ist die moderne Zeit geprägt von topaktuellem Schuhwerk, welches meist immer modisch und vor allem auch sehr reizvoll sein muss. Hierbei gibt es natürlich auch viele Unterschiede, allerdings ist es nicht immer einfach hier die entsprechenden und passenden Schuhe zu finden, die einem zum einen optisch sehr gut gefallen und zudem auch gesundheitlich gut tun. Barfuß laufen wird mittlerweile von immer mehr Orthopäden empfohlen, denn durch das Barfußlaufen wird es erheblich einfacher und leichter für die Füße, sich entsprechend weiterzuentwickeln.

Vor allem die Geschichte der Schuhe trägt hier dazu bei, denn der Knick-, Senk- und Spreizfuß kommt oftmals von getragenen Schuhen, weshalb dies insgesamt nicht sehr empfehlenswert ist. Interessanterweise haben Studien schon belegt, dass der Mensch ohne Schuhe deutlich schneller laufen kann als mit Schuhwerk.

"Unsere Füße haben einen weit größeren Einfluss auf unsere gesamte Gesundheit als wir ahnen"

Barfuß fühlbar besser laufen

Der Mensch ist barfuß deutlich schneller unterwegs, wie Martin Engelhardt der Chefarzt der Klinik für Orthopädie, Unfall und Handchirurgie am Klinikum in Osnabrück nun bestätigte. Die modernen Leichtathleten würden zwar mit Schuhen laufen, allerdings seien diese extrem leicht und haben zudem keine Erhöhung für die Fersen. Somit sind sie dem natürlichen Fuß sehr gut angepasst und sorgen ebenso für ein optimales Laufgefühl. Für Alltagsschuhe, wie wir sie im Alltag tragen, ist dies allerdings nicht die Regel. In unserer heutigen Bevölkerung hat die Mehrheit der Menschheit Probleme mit den Füßen. Sei es ein Knick-, Senk- oder ein Spreizfuß – die Probleme sind sehr vielfältig.

Laut Engelhardt liegt dies vor allem daran, dass wir kaum mehr barfuß unterwegs sind und unsere

Vorfahren dies noch sehr häufig getan haben. Heutzutage findet man nur noch sehr wenige Menschen, die sehr oft barfuß unterwegs sind oder letztlich überhaupt barfuß laufen. Gerade zuhause oder in den eigenen vier Wänden wäre es so ideal einmal barfuß zu laufen, allerdings gibt es hierbei für viele oftmals keinen Anlass und so wird nach wie vor nicht barfuß gelaufen. Somit werden die Muskeln des Fußes auch nicht trainiert, was sich wiederum auf den Fuß sehr negativ auswirkt. Unsere Vorfahren waren hierbei sehr häufig auf recht weichen Waldwegen unterwegs und hatten dadurch auch für die Füße ein entsprechendes Training.

Gestärktes Selbstbewusstsein durch Barfußlaufen

Wer viel barfuß unterwegs ist, der ist auch selbstbewusster und besitzt ein deutlich besseres Empfinden für die Natur. Die Muskeln, Gelenke und Bänder der Füße werden hierbei gestärkt. Diese insgesamt sehr positiven Auswirkungen für die eigene Seele, Psyche und den Geist sind besonders hervorzuheben, denn sie kommen durch das regelmäßige Barfußlaufen bemerkenswert zum Tragen.

Das Barfußlaufen kann deshalb auch als eine Art Therapie gesehen werden, denn ohne Schuhe können sich die Füße richtig frei bewegen, was die Muskeln richtig in Aktion bringt. Bei den Schuhsohlen wird das Abrollen verhindert und zudem die Bewegung der

Zehen eingeschränkt, welche eigentlich unheimlich wichtig ist. Dabei kommen die Reflexe der Fußsohlen nicht zum Einsatz, was wiederum ebenfalls negativ ist.

Wer barfuß läuft, tritt auch deutlich behutsamer auf, dämpft damit die Stöße ab und gleicht vorhandene Unebenheiten entsprechend aus. Spezielle Untergründe zwingen uns ebenfalls, eine optimale Stellung des Fußes anzunehmen.

Das Gewicht wird somit von der empfindlichen Hautwölbung des Fußes auf die eher nicht so empfindlichen Stellen der Füße im Bereich der Außenkante verlagert. Füße von Kindern können sich durch das Barfußlaufen vor allem richtig gut und ungehindert entwickeln, weshalb es gerade für Kinder unheimlich wichtig ist barfuß zu laufen.

Die bedeutsamen Wölbungen werden somit richtig ausgebildet. Durch langjährige Erkenntnisse ist bereits bekannt, dass hauptsächlich Völker, die sehr viel barfuß unterwegs sind, sehr gesunde Füße haben. Ein weiterer Vorteil des Barfußlaufens ist der, dass die Reize der Temperaturen den Körper bei der Wärmeerzeugung unterstützen und dadurch auch die körpereigenen Abwehrkräfte nochmals stärken.

Richtig laufen & barfuß laufen

„Wenn du auf der Erde läufst und mit der Erde läufst, dann kannst du ewig laufen."

Zitat: **Tarahumara-Indianer (Born To Run)**

Dr. Liebermann, ein Professor für Biologische Anthropologie, sagt klipp und klar: Viele Probleme an Knien und Fußgelenken rühren daher, weil der Mensch mit Schuhen läuft. Der Trend mit Sportschuhen kam 1972, als Nike den modernen Laufschuh erfand. Vorher liefen Läufer mit Schuhen mit sehr dünnen Sohlen und es kam zu viel weniger Gelenkproblemen als heute. Der Kerngedanke der Sportindustrie in Bezug auf Laufschuhe war der, dass man den Füßen eine Unterstützung gab, indem man Schuhe mit gedämpften Sohlen herstellte.

Das heißt im Klartext: Man fing an, Dinge (Füße) zu regulieren, die von Natur aus eigentlich nicht reguliert werden müssen. Denn der Fuß, so, wie er ist, ist ein regelrechtes Meisterstück der Evolution. Die hohe Komplexität des menschlichen Fußes hat sich optimal an seine Aufgabe angepasst: das Gehen, Laufen und Sprinten.

Stützt man ein Körperteil, wird es schwach; beansprucht man es in einem gewissen Umfang, wird es stärker.

Über 70 % der Informationen, die das Gehirn benötigt, um den Untergrund zu spüren, kommen von den Nerven Ihrer Fußsohlen. Je mehr Sie den Boden spüren, auf dem Sie stehen, umso größer ist das Verständnis Ihres Körpers für die natürliche Bewegung und für eine ökonomische Bewegung.

Wenn wir mit Schuhwerk laufen, fällt die empfindliche Sensorik weg, und durch die Steifheit der Knöchel kann es schnell passieren, dass wir das Gleichgewicht verlieren und mit dem Fußgelenk umknicken. Das Umknicken ist mitunter die häufigste Verletzung bei Läufern. Des Weiteren passiert, wenn wir mit Schuhen laufen/joggen, dass wir zuerst mit der Ferse aufsetzen statt mit dem Fußballen, was eigentlich richtig wäre.

Wenn wir mit der Ferse aufkommen, wird das Körpergewicht nur auf einer münzgroßen Fläche aufgefangen. Die Aufprallenergie verlagert sich somit weiter in Richtung Knie und Hüftgelenk, welche bei jedem Schritt unnötig belastet werden, was auf Dauer Probleme verursachen kann.

In einer Studie lief eine Gruppe Sportler barfuß und eine andere Gruppe mit Schuhen ihre Kilometer auf einem Laufband ab. Die Hüfte wurde während des „beschuhten" Laufs im Schnitt um 54 % stärker belastet als beim Barfußlauf. Auf die Knie wirkten zwischen 36 % und 38 % höhere Kräfte ein.

Beim Barfußlaufen tritt man in der Regel zuerst mit dem Ballen auf, wobei der Aufprall dadurch stark abgefedert wird, bevor man die Ferse aufsetzt. Somit wird die Aufprallenergie aufgefangen, bevor sie an den ganzen Körper weitergeleitet wird. Durch die feine Tast-Sensorik, die in Bruchteilen von Sekunden abläuft, analysieren die Sensoren am Fuß die Beschaffenheit, Temperatur und die Härte des Bodens und passen sich somit blitzschnell ihrer Laufumgebung an.

Da die Aufprallenergie jetzt nicht in Fußgelenk, Knie und Becken unnötig verloren geht, sondern von der Achillessehne und der Ferse abgefangen wird, kann sie nun wieder für den nächsten Schritt eingesetzt werden. So können geübte Barfußläufer viel ökonomischer und mit viel weniger Belastung für sämtliche Gelenke laufen.

Life Hack:

Barfuß laufen in der Praxis

Für das Barfußlaufen benötigt man keine spezielle Ausbildung, nur etwas Zeit und Geduld. Hören Sie auf Ihren Körper, übertreiben Sie es nicht und fangen Sie langsam an, (wieder) barfuß zu laufen. Haben Sie orthopädische Probleme, fragen Sie bitte vorher Ihren Arzt. Da unsere Fußmuskulaturen verkümmert sind, die dicken Fettpolster unter Ballen und Ferse auf ein

Minimum geschrumpft sind, sollte man sich zunächst in kleinen Schritten an das Barfußlaufen gewöhnen. Wenn Sie anfangen, vermeiden Sie beim Gehen den Fersengang und machen Sie kleinere Schritte. Durch die kleinen Schritte sind Ihre Füße näher am Körper und Sie haben eine aufrechtere Haltung.

Mit der Zeit werden Sie merken, dass sich ihr Gewicht auf die Ballen verlagert, wie es sich eigentlich gehört. Meiden Sie Socken und beginnen Sie zunächst innerhalb Ihrer 4 Wände barfuß zu laufen. So bekommen Sie langsam ein Gefühl dafür. Später kann man den Trainingsreiz auf Ihre Füße erhöhen, indem Sie in die freie Natur hinausgehen. Da empfiehlt es sich zunächst, auf Rasen oder weichem Sand zu gehen, bevor Sie auf einen etwas härteren Untergrund übergehen". Wer möchte, kann als Übergang auch barfußtaugliche Schuhe kaufen.

Mittlerweile hat die Schuhindustrie den „Barfuß-Trend" erkannt und Schuhe mit sehr dünnen Sohlen entwickelt, die dem Barfußlaufen sehr nahe kommen. Hierzu gibt es unterschiedliche Produkte mit unter-schiedlichen Ansätzen. Vibram Five Fingers sind die Klassiker unter den Barfuß-Schuhen. Die Sohle ist extrem dünn und schützt vor spitzen Steinen, Glasscherben usw. Trotz Sohle bleibt das „Barfuß-Feeling" bestehen und mit ihren Zehentaschen sind die Five Fingers auch unverwechselbar.

12#
Xylit: Karies ade

Was ist Xylit?

Xylit, auch bekannt unter dem Namen „Xylitol", ist ein Zuckeraustauschstoff und gehört in die gleiche Kategorie wie Sorbit, Mannit, Isomalt, Maltit und Maltitol.

Zuckeraustauschstoffe sind süß schmeckende Kohlenhydrate, die den Vorteil haben, dass sie einen geringeren Einfluss auf den Blutzuckerspiegel haben als der industriell gefertigte,raffinierte Haushaltszucker.

Das kommt daher, dass Zuckeraustauschstoffe Insulinunabhängig verstoffwechselt werden. Daher werden sie auch häufig in der Diabetikerernährung verwendet. In der Lebensmittelindustrie werden Zuckeraustauschstoffe gerne auch eingesetzt, um Lebensmittel zu süßen und um die Feuchtigkeit in Lebensmitteln zu halten.

Zuckeraustauschstoffe sind nicht zu verwechseln mit Süßstoffen. Diese werden synthetisch hergestellt, besitzen gegenüber den Zuckeraustauschstoffen einen viel höheren Süßungsgrad und haben so gut wie keine Kalorien. Synthetisch hergestellte Süßstoffe stehen außerdem in der Kritik, Gesundheitsschädlich zu sein. Bekannte Süßstoffe sind Aspartam oder Saccharin.

Die Süßkraft von Zuckeraustauschstoffen ist ähnlich jener des Haushaltszuckers, aber niedriger als bei Süßstoffen. Ihr Energiegehalt liegt mit 2,4 kcal/g (10 kJ/g) unter dem des herkömmlichen Haushaltszuckers und ist weit höher als bei Süßstoffen.

Woraus besteht Xylit?

Generell werden Zuckeraustauschstoffe überwiegend aus Früchten und Gemüse gewonnen. Xylit bzw. Xylitol befindet sich als natürlicher Zuckeralkohol in vielen Gemüsesorten (Blumenkohl, Mais) und Obstsorten (Erdbeeren, Himbeeren, Pflaumen), sowie in der Holzrinde bestimmter Bäume (Birke) wieder. Der darin enthaltene Anteil macht jedoch weniger als 1% aus, so dass man nur durch den Verzehr von Erdbeeren leider keine Anti-kariogene (Zahnkaries hemmende, der Zahnkariesentstehung entgegenwirkende) Wirkung erzielen kann.

Industriell wird Xylitol durch chemische Veränderung von Xylanen (Holzgummi) über den Holzzucker Xylose gewonnen. Die industrielle Herstellung ist sehr aufwändig, was Xylit im direkten Vergleich mit dem Haushaltzucker teurer macht. Viele Hersteller benutzen nach wie vor noch Holz (Birke) als Ausgangsstoff, während die Herstellung von Xylit durch Mais in letzter Zeit zugenommen hat. Die Qualität muss hierbei nicht unbedingt schlechter sein, solange die Verarbeitung korrekt abläuft. Ein wichtiger Punkt: In Deutschland ist ausschließlich die Einfuhr von reinem Xylit erlaubt.

Die Geschichte von Xylit

Die Entdeckung von Xylitol geht auf den deutschen Chemiker und Nobelpreisträger Emil Fischer zurück. Dieser entdeckte den Zuckeraustauschstoff vor über 100 Jahren.

Aber erst viel später sollte das Xylitol in Finnland die volle Aufmerksamkeit erhalten. Der Grund: Während des Zweiten Weltkriegs litt das Land unter einem akuten Zuckermangel. Da das Land über keine eigenen Ressourcen zur Zuckergewinnung verfügte, suchten die Finnen nach einer günstigen Alternative. Finnische Wissenschaftler entwickelten aus der Not heraus eine Möglichkeit, aus der Rinde der Birke einen Art Zuckerersatz herzustellen. Das Ergebnis: „Xylit". Durch diese Maßnahmen konnte die Finnische Bevölkerung statt mit Zucker künftig mit dem Ersatzstoff versorgt werden.

Seither ist in den skandinavischen Ländern Xylit weit verbreitet, weil seine besonderen Eigenschaften sehr bald bekannt wurden. Bis in die 60er Jahre wurde Xy-

lit in Deutschland, der Schweiz, Japan und der Sowje-
tunion bevorzugt als Süßstoff für diabetische
Nahrungsmittel und als Energielieferant eingesetzt.
Seit dem produzieren viele Länder, darunter auch
China, Xylitol für ihren Eigenbedarf im eigenen
Land- mit außergewöhnlich positiven Auswirkungen.

Dennoch führt Xylit in Deutschland nach wie vor ein
Schattendasein. Selbst in den Vereinigten Staaten ist
Xylit relativ unbekannt, weil der billige Rohrzucker
das teurere Xylit wirtschaftlich weniger attraktiv für
die amerikanischen Unternehmer macht.

Studien, Finnland und Xylit

In Finnland laufen bereits seit über 30 Jahren Studien
über Xylit. Diese Studien belegen zum Beispiel die
positiven Auswirkungen von Xylit auf die Zähne in
der Karies- und Zahnsteinprophylaxe sowie der
Vorbeugung von Plaquebildung.

Nebenbei erwähnt, sind Forschungen sehr teuer und
zeitaufwendig. Das Problem bei der Xylitherstellung
besteht darin, dass es nicht patentiert werden kann.
Weiterhin ist die Gewinnspanne im Verhältnis zum
Herstellungsaufwand für viele Firmen, wie zum
Beispiel große Pharmafirmen, ganz einfach zu gering.
Aus diesem Grund führt, wie bereits erwähnt, Xylit /
Xylotio in vielen Ländern (Beispiel: Deutschland)
nach wie vor ein ungerechtfertiges Schattendasein.

Die Turku-Zuckerstudie

Ein anerkannter Xylit-Experte ist der finnische Professor Kauko Mäkinen an der Universität für Zahnheilkunde in Turku / Finnland. Professor Mäkinen führte von 1972 bis 1975 klinische Studien durch, die bekannt wurden unter dem Namen „Die Turku-Zuckerstudie".

Die Studie:

Im ersten Studienjahr wurde gewöhnlicher Haushaltszucker in allen Nahrungs-/Lebensmitteln durch Fructose bzw. Xylitol ersetzt. Insgesamt 115 Probanden nahmen an der Studie teil, aufgeteilt auf 3 Versuchsgruppen.

Im Detail: Die erste Gruppe bekam nur Lebensmittel mit Fructose, die zweite Gruppe wurde ausschließlich mit xylithaltigen Nahrungsmitteln ernährt, und die dritte Gruppe aß normale zuckerhaltige Kost. Der Verzehr der Süßmittel belief sich auf 50 bis 67 g pro Tag.

Nach der Klinischen Studie konnte eine Kariesreduktion von knapp 30 % bei der Fructose Gruppe und von über 85% bei der Xylitol-Gruppe ermittelt werden. Das heißt im Klar-text: Während in der Gruppe, die sich von Haushaltszuckerprodukten ernährte, 7,2, und in der Fructose-Gruppe 3,8 kariöse

Zähne dokumentiert wurden, zeigte sich, dass in der Xylit-Gruppe kein einzige Zahn mit Karies befallen war.

Im zweiten Studienjahr wurden rund 100 Personen erneut in Haushaltszucker- und Xylit-Gruppen unterteilt. Die verwendeten Süßungsmittel wurden im Zeitrahmen von einem Jahr in Form von Kaugummis verabreicht. Die Menge betrug ca. 7 Gramm täglich pro Person. Das Ergebnis: Im Vergleich zur Haushaltszucker-Gruppe wurde bei den Xylitprobanden eine Reduktion der Karieszuwachsrate um mehr als 82 % ermittelt. Wie war das zu erklären?

Zum einem war der Grund der, dass die kariogenen Streptococcus-Bakterien das Xylitol nicht verstoffwechseln können und dadurch absterben. Des Weiteren wurden sie durch das Xylit daran gehindert, sich in Form von Plaquebakterien an die Zähne zu heften. Ihnen wurde somit regelrecht die Angriffsfläche genommen.

Darüber hinaus regt Xylit die Speichelproduktion an und fördert die Bildung von Calcium und Eiweißen in der Mundhöhle, was zu einer Remineralisation der Zahnhartsubstanz führt. Das bedeutet, dass Xylit dazu in der Lage ist, von Karies befallene Zähne zu einem gewissen Grad zu heilen.

Allgemeine Eigenschaften von Xylit

Nährwertangaben pro 100g:

- Kalorien: 990 kj (236 kcal)
- Eiweiß: 0 g
- Kohlenhydrate 99,8g (davon Xylit 99,8g)
- Fett: 0 g
- Ballaststoffe: 0 g
- Natrium: 0 g
- Vitamin A: 0 g
- Kalzium: 0 g

Xylit ist weiß, kristallin und schmeckt genauso süß wie der herkömmliche Haushaltszucker. Von der Konsistenz her ist Xylit jedoch ein wenig feiner.

Die Einsatzgebiete ähneln denen des Haushaltszuckers, was bedeutet, dass es zum Backen von Kuchen und anderem Gebäck, zur Herstellung von Pudding und Kakao und zum Süßen von Kaffee, Tee, oder auch selbst gemachter Limonade verwendet werden kann.

Jedoch kann Xylit nicht verwendet werden für jegliche Arten von Hefeteig. Dies kommt daher, dass Xylit das Wachstum von Hefepilzen hemmt.

Life Hack:

So verwendet man Xylit für die Mundhygiene

Das Pulver:

Nehmen Sie nach jeder Mahlzeit einen Teelöffel Xylit. Warten Sie, bis der Speichel das Xylit aufgelöst hat. Danach bewegen Sie es mindesten 2 Minuten lang im Mundraum hin und her. Danach spucken Sie es aus und spülen bitte nicht mit Wasser nach.

Wichtig: Trinken Sie erst nach 30 Minuten wieder.

Zahnhygiene für ganz Genaue:

Nach dem Essen mindestens 3 Minuten lang mit der Zahnbürste die Zähne putzen, und zwar mit der "Von- rot- nach- weiß- Technik" (vom Zahnfleisch zu den Zähnen). Anschließend mit Zahnseide die Zahnzwischenräume von Essensresten befreien. Danach Xylitpulver wie oben beschrieben verwenden.

Tipp: Xylit als Kaugummi

Kaugummi ist mitunter eine der besten Möglichkeiten für die Kariesprophylaxe. Der Grund liegt im oralphysiologischen Effekt, den man mit einem Xylit-kaugummi erreichen kann. Was heißt das? Beim

Kauprozess produzieren wir im Mundraum Speichel, der durch das Kauen in alle Gruben bzw. Risse der Schmelzkrone gepumpt wird. Der vermehrte Speichelfluss wiederum stärkt die natürliche chemische Abwehr der Mundhöhle. Zu den physiologischen Vorteilen von Xylit selbst gehören der natürliche süße Geschmack und sein besonderer Kühleffekt.

Da nicht jeder Kaugummis kauen möchte oder kann, stehen besondere Lutschtabletten oder Lutschpastillen als Vehikel für Xylit zur Verfügung. Beim Kauf von Xylitkaugummis sollte man darauf achten, das dieser aus 100% reinem Xylitol besteht. Im Handel kann man Zahnkaugummis erwerben, die zwar Xylit enthalten, dessen Menge jedoch zu gering ist, um eine positive Wirkung zu erzielen. Meist beinhalten jene Kaugummis Sorbit und Aspartam als Zusatzstoff. Auch hier gilt: Nach jedem Essen einen Xylitkaugummi kauen.

Die Kaudauer: In klinischen Studien waren Kauzeiten von 5 bis 15 Minuten am effektivsten. Aufgrund dessen sollte das Kauen eines Xylitkaugummis mindestens 5 Minuten dauern. Ein Vorteil wäre, die Kaudauer auf 10 bis 15 Minuten zu verlängern, was die natürlichen Speichelfluss und die natürlichen Abwehrkräfte des Speichels selbst erhöht.

13#
Natürliche Mundspülung mit Kokosöl

Kokosöl, das Wunder-Öl

Durch die meist ungesunde und zuckerhaltige Ernährung wird eine derartige Mundflora geschaffen, die es den Bakterien sehr einfach macht, sich zu vermehren, den Zahnschmelz und letztlich auch die Zähne zu zerstören. Eine Mundspülung mit Kokosöl und dessen antibakteriellen Wirkung kann hier wahre Wunder wirken.

Doch warum ist Kokosöl so wirksam im Kampf gegen Karies und Baktus? Es ist die bereits vielgelobte Laurinsäure, die als mittelkettige Fettsäure im Mund zur Tat schreitet. Bakterien machen zwar stets einen aggressiven, harten Eindruck, sind jedoch durchaus nicht unangreifbar. Sie haben lediglich eine sehr dünne Fettschicht, die im direkten Zusammentreffen mit der Laurinsäure stets den Kürzeren ziehen wird. Die Fettschicht der Bakterien bricht zuerst auf, um sich dann komplett aufzulösen. Bakterien werden abgetötet und verschwinden.

An dieser Stelle sollte erwähnt werden, dass die Laurinsäure lediglich krankmachende Bakterien angreift, also die sogenannten pathogenen Bakterien. Lau-

rinsäure ist also in keinster Weise gesundheitsschädlich oder zerstört eine gesunde Mundflora und die
darin ebenfalls enthaltenen gesundheitsfördernden
Bakterien. Dass Laurinsäure bedenkenlos dem Körper
zugeführt werden kann, zeigt sich auch daran, dass sie
in der Muttermilch enthalten ist. Wenn ein Baby und
dessen noch recht schwaches Immunsystem Vorteile
aus dieser Fettsäure ziehen kann, dann kann es für die
Mundflora eines Erwachsenen doch nicht schlecht
sein, oder?

Da es jedoch praktisch keine im Handel erhältlichen
Mundspülungen mit Kokosöl zu kaufen gibt, kann
sich jeder selbst behelfen und sich eine eigene
Spülung herstellen. Alles was hierfür benötigt wird, ist
natives kaltgepresstes Kokosnussöl und einen Löffel -
mehr nicht.

Doch Kokosöl wäre nicht Kokosöl, wenn eine Mundspülung mit diesem kleinen Wundermittel nicht noch
weitere positive Aspekte mit sich bringen würde. Das
Mundspülen mit Kokosnussöl ist nichts neues,
sondern blickt vielmehr auf eine durchaus lange Tra-
dition zurück. Weil dadurch nicht nur die Mundflora
verbessert, sondern gleichzeitig auch zur Reinigung
des gesamten Organismus beigetragen werden kann,
wird das Mundspülen mit Kokosnussöl als Teil der
Entgiftungs-Kur angesehen und erhielt einen eigenen
Namen: Ölziehen.

Life Hack:

Ich empfehle Ihnen jeden Tag, morgens oder abends, den Mund ausgiebig mit Kokosöl zu umspülen. Zeitfaktor: **mind. 2 Minuten**.

14#
Blähbauch, Sodbrennen und / oder Magenprobleme?: Getreide & Milch streichen

Ein einfaches Käsebrot schmeckt gut und tut gut! Meinen Sie auch? Viele können sich ein Leben ohne Milch- und Weizenprodukte nicht vorstellen. Dennoch, nach einem Milchkaffee und einem leckeren Laugenbrötchen verspüren Sie jedesmal ein unangenehmes drücken im Bauch. Sie selber können sich die Ursache nicht erklären, vielleicht haben Sie sich auch mit bestimmten Magenproblemen nach einem ausgiebigen Frühstück arrangiert. Nach dem Motto: Ist alles gut. Vielleicht könnte die Ursache daran liegen, das Sie die Milch oder den Weizen nicht vertragen, oder gar beides.

Getreide

Getreide ist in Deutschland Grundnahrungsmittel Nummer eins. Getreide ist allgegenwärtig. Ein Leben ohne Brötchen, ohne Brot, ohne Müsli, ohne Kuchen, ohne Nudeln? Für die meisten Menschen wäre dieser Gedanke unvorstellbar. Weltweit wird Getreide gegessen, ist diese Pflanze mittlerweile ein wichtiger Rohstofflieferant geworden. Getreide kann man in Massen anbauen, lagern, es ist in der Verarbeitung billig herzustellen und verspricht einen schnellen Energieschub. Alles spricht für das Getreide.

Und dennoch ist der Anbau von Getreide gerade einmal 10.000 Jahre alt. Eine relativ kurze Zeit, denn schon vorher war der Mensch ganze 1.900.000 Jahre lang bestens ohne jedes Getreide ausgekommen. Zugegeben, anfänglich war das Getreidekorn sicherlich eine abwechslungsreiche Bereicherung für den damaligen Menschen gewesen und erst durch das Anbauen von Getreidefeldern konnte der Mensch überhaupt sesshaft werden; er gründete Siedlungen und Gruppierungen. Die Anfänge des Ackerbaus werden als landwirtschaftliche Revolution betrachtet.

Allerdings hat erst der Ackerbau auch die Überbevölkerung auf der Erde ermöglicht. Und: Die Menschen wurden kleiner, Infektionen nahmen zu, Knochen und Zähne wurden brüchiger. Denn damals wie heute trägt Getreideverzehr zu einer allgemeinen Verschlechterung des Gesundheitszustandes bei.

Getreide(-Produkte) liefern keinen großen Mehrwert für die eigene Gesundheit. Wer Brot, Getreideprodukte usw. isst, isst weniger andere Lebensmittel (Obst, Gemüse, mageres Fleisch und Fisch), die mehr Proteine, Fette, Vitamine, Mineralien und Spurenelemente liefern können.
Des Weiteren beeinflussen Getreideprodukte nachhaltig den Insulinspiegel, mit der Gefahr, eine

(schleichende) Zunahme an Körpergewicht zu verursachen inclusive einer Insulinresistenz und Diabetes. Auch besitzt Getreide eine Fülle an Antinährstoffen wie Phytinsäure, Lektinen und Gluten, die allesamt negative gesundheitliche Folgen mit sich bringen können. Denn durch die Antinährstoffe entstehen chronische Entzündungen, die zum Großteil Auslöser der Zivilisationskrankheiten sind – bekanntermaßen oder auch unbewusst.

Getreide als Nahrungsmittel ist nur für Zeiten der Not eine geeignete Wahl. So lange wir aber die Wahl haben, Gemüse, Fleisch, Fisch, Salate, Früchte und Nüsse zu essen, besteht für Getreideverzehr nicht die geringste Notwendigkeit.

Milchprodukte?

Wie Getreide, so ist auch die Verwendung von Milch anderer Tiere als Nahrungsmittel erst ca. 10.000 Jahre alt. Der Verzehr von Milch wurde erst dann möglich, als der Mensch anfing, gewisse Tiere zu domestizieren (d.h., zu zähmen bzw. zu zügeln). Der Mensch kam zwei Millionen Jahre ohne Milch aus und die Milchindustrie macht fleißig Werbung, dass die Milch unverzichtbar sei. Dennoch leidet die Mehrheit der Menschen auf dieser Welt an einer Unverträglichkeit der Milch gegenüber. Nicht selten klagen Menschen nach einem Glas Milch über Beschwerden wie Magenschmerzen, Krämpfe und Blähungen. Woher kommt das? Ganz einfach: Schuld ist der Milchzucker in der Milch.

Kleiner Exkurs: Laktose

Laktose ist der Milchzucker in der Milch, der einem Säugling als Kohlehydratquelle dient. Während der Stillzeit wird daher im Körper das Enzym Laktase gebildet. Laktase spaltet die Laktose in ihre zwei Bestandteile auf: In Glukose und in Galaktose. Jetzt können die aufgespaltenen Moleküle über den Dünndarm aufgenommen werden. Die Produktion von Laktase wird nach dem Stillen eingestellt. Das heißt, nach der Stillzeit war der damalige Steinzeitmensch Laktoseintolerant, was größtenteils auch auf den heutigen Menschen zutrifft.

Trinkt man dennoch ein Glas Milch, passiert Folgendes: Dadurch, dass Laktase fehlt, kann der Milchzucker in der Milch nicht mehr aufgespalten werden. Jetzt gelangt der Milchzucker in den Dickdarm, wo er dann von den Darmbakterien zersetzt wird. Als Nebenprodukt entstehen Gase und kurzkettige Fettsäuren, welche dann für die Verdauungsbeschwerden verantwortlich sind.

Fakt ist, dass die Milch von der Kuh beim Menschen zu gesundheitlichen Problemen führen kann und zwar in Form von Allergien (Kasein) oder in Form einer Unverträglichkeit gegenüber der Laktose in der Milch.

Viele Menschen, die Milch konsumieren, zeigen auch unbewusst gesundheitliche Beschwerden, die nicht mit dem Verzehr von Milchprodukten in Verbindung gebracht werden. Daher haben wir es hier weltweit mit einer hohen Dunkelziffer zu tun.

Nebenbei erwähnt:

Kühe werden unter schlechten Bedingungen gehalten und als reine Milchmaschinen ausgebeutet. Das sollte man immer im Hinterkopf behalten, wenn man die billige Milch, die zuvor stark erhitzt und homogenisiert wurde, im Discounter kauft

Life Hack:

Verzichten Sie 14 Tage (optimal wären 30) auf Milch und / oder Getreideprodukte und fokussieren Sie sich auf Gemüse, Blattsalat, Fleisch, Fisch, Eier, Nüsse, Samen und Wasser. Sollten Sie Vegetarier oder Veganer sein, lassen Sie Fleisch und Co einfach weg.

In den 14 Tagen (oder 30 Tage) können sich Magenbeschwerden, der unliebsame Blähbauch, diverse Verdauungsprobleme, unreine Haut, wechselhafte Stimmungsschwankungen, Energielosigkeit, Schlafstörungen und vieles mehr, rapide verbessern oder gar komplett verschwinden.

Einfach mal testen, Sie haben nichts zu verlieren…

15#
Natürliches Deo, einfach & schnell Selbermachen

Kokos-Öl die zweite...

Kokosnussöl als Deodorant

Bei all den faszinierenden Wirkungsweisen des Kokosnussöls sollte eines nicht vergessen werden: es riecht einfach fantastisch. Der angenehme, aber keineswegs zu intensive oder gar penetrante Geruch nach Kokosnuss, erinnert an Urlaub, Sommer und macht einfach gute Laune. Was würde daher näher liegen, als das Allrounder-Öl auch als Deodorant einzusetzen? Und hierbei geht es natürlich nicht nur darum, einfach alles mit dem Duft nach Kokosnuss zu übertünchen, sondern das Kokosnussöl-Deo tatsächlich gegen Schweiß wirksam zu machen.

Egal, ob ein heißer Sommertag ansteht oder anstrengendes Workout vorgenommen werden soll - geschwitzt wird ständig. Daher sollte man auch immer ein gutes Deodorant zur Hand haben. Wer dieses nicht hat oder ganz einfach auf der Suche nach einer natürlichen aber dennoch wirksamen Alternative ist, der kann es mit seinem Kokosnussöl versuchen, das nun sicherlich bereits auf der nächsten Einkaufsliste steht.

Um die Wirksamkeit von Kokosnussöl als Deo-Ersatz zu beschreiben, sollte zuallererst einmal ein hartnäckiger Mythos aus der Welt geschafft werden: Schweiß riecht nicht. Zumindest nicht, wenn es sich um frischgebildeten Schweiß handelt. Der als gemeinhin unangenehm empfundene typische Schweißgeruch entsteht erst, wenn der frische Schweiß mit Hautbakterien reagiert. Je nachdem wie stark ausgeprägt also die bakterielle Flora auf der eigenen Haut ist, umso stärker kann der Schweißgeruch ausfallen.

Hinzu können weitere Faktoren wie Ernährung oder eventuell belastende Vorerkrankungen kommen, die ebenfalls dazu beitragen, dass der Körpergeruch etwas strenger ausfällt. In erster Linie sind es jedoch die Bakterien, auf die der Schweiß trifft. Da Bakterien sich gerne dort aufhalten, wo es besonders warm und feucht ist, sind sie neben den Füßen auch gerne in den Achselhöhlen anzutreffen. Und hier kommt nun das Kokosnussöl zum Einsatz!

Wie bereits erwähnt, verfügt das Kokosnussöl über eine hohe antibakterielle Wirkung dank der enthaltenen Laurinsäure. Werden durch das Öl also die Bakterien bekämpft, kann dieses sich auch nicht mit dem Schweiß vermischen, sodass unangenehme Gerüche erst gar nicht entstehen. Die Bakterien können den Schweiß also nicht weiter zersetzen.

Nun kann Kokosnussöl natürlich nicht wie herkömmliches Deodorant aufgesprüht werden. Dies stellt jedoch kein Problem dar. Aus der Dose wird einfach eine kleine Menge Kokosöl entnommen und in den Händen verrieben, um es flüssiger zu machen. So kann das Öl nun in den Achselhöhlen aufgetragen werden. Genauso wie ein Deo zieht das Öl schnell ein und es bleibt kein öliges Gefühl auf der Haut zurück.

Da reines Kokosnussöl ohne Alkohol auskommt und auch sonst keine Reizstoffe oder Parfüme enthält, kann es auch problemlos nach der Achselrasur ausgetragen werden. Es entsteht kein unangenehmes Brennen. Sollten allerdings bei der Rasur kleine Hautverletzungen entstanden sein, hilft das Kokosnussöl auch gleich noch dabei, die hierdurch möglichen Entzündungen zu verhindern.

Kokosnussöl ist wahrlich eine gesunde Alternative zu sogenannten Antitranspirantien. Diese gehen noch einen Schritt weiter als Deodorants und verfügen über eine schweißhemmende Eigenschaft. Die Schweißporen werden verengt, sodass weniger Schweiß ausgeschieden werden kann.

Was auf den ersten Blick sehr sinnvoll klingen mag, hat jedoch auch deutliche Nachteile, da das Schwitzen durchaus gesund für den Körper ist. Mittels Schweiß scheidet der Körper Giftstoffe aus. Gerade über die Achselhöhlen treten mit dem Schweiß zusammen

Gifte aus, die nicht in den Körper gehören.

Wird der Schweißfluss aber beeinflusst, können auch weniger Giftstoffe austreten. Stattdessen werden diese nun in den Lymphknoten eingelagert. Auf Dauer besteht hier die Gefahr, Erkrankungen zu erliegen. Kokosnussöl beeinträchtigt die Giftstoff-Regulierung des Körpers dagegen keineswegs. Hier sind also bei einem Einsatz von Kokosnussöl als Deodorant keine Nebenwirkungen zu befürchten. Es ist vielmehr ein natürlicher und gesunder Weg, sich von unangenehmem und störendem Schweißgeruch zu befreien.

Life Hack:

Wer gerne noch einen Schritt weiter gehen möchte, der kann sich ein Do it yourself Deo mit Kokosnussöl herstellen, anstatt es einfach direkt aus der Dose aufzutragen. Darin enthalten sind 3 Teelöffel Kokosnussöl, 2 Teelöffel Natron, etwa 2 Esslöffel Maisstärke und bei Bedarf als auch nach eigenen Vorlieben einige Tropfen ätherisches Öl.

Zuerst wird das Kokosöl geschmolzen, um danach gleich mit allen anderen Zutaten vermischt zu werden. Wichtig: gut durchrühren!

Nun kann die Masse in eine kleine Dose gefüllt werden. Auch hier ist natürlich ein Aufsprühen, wie man es von Deodorants gewohnt ist, nicht möglich, da sich das Öl nach einiger Zeit wieder verfestigt. Jedoch kann das Produkt dann wie ein handelsübli- cher Deo-Stick verwendet werden.

16#
Die Kraft der (radikalen) Veränderung

Wenn Menschen ihr Leben ändern möchten, dann passiert das meistens in Form einer Veränderung. Das Ganze passiert in der Regel innerhalb einer vorgegebenen Zeitspanne und das Ergebnis sollte man auch sehr schnell sehen können.

Wichtig ist hierbei, dass eine Veränderung immer das maximale Ergebnis liefern sollte. Klingt sehr steif und trocken, ich weiß. Daher ein Beispiel (vereinfacht dargestellt):

Wenn ein Unternehmen innerhalb von kurzer Zeit seine Gewinnmaximierung erhöhen möchte, kann dies durch eine Massenentlassung oder in Form einer Investition in neue Technologien passieren.

Ein anderes Beispiel:

Wenn Maria (schnell) abnehmen möchte, dann geht das Ganze nur, wenn Sie Ihr Leben komplett umkrempelt. Sprich: 4-5 Mal in der Woche müsste sie mind. 30 Minuten Sport treiben, evtl. neue Sportklamotten kaufen, in den ersten Tagen mit Muskelkater leben, ihren alten Essensplan komplett über den Haufen schmeißen und ihren Alltag zusätzlich bewältigen. Sie müsste das ganze Prozedere die ersten Wochen und Monate solange durchhalten, bis sie ihr Wunschgewicht erreicht hat.

Dass diese Vorgehensweise funktioniert, steht außer Frage. Nur, muss das immer so laufen?

Ist diese Vorgehensweise wirklich für jeden geeignet?

Ich denke, dass viele mit Sicherheit sagen können, dass sie bereits selber mit (radikalen) Veränderungen große Erfolge in persönlichen Bereichen erreicht haben. Dem ist nichts hinzuzufügen.

Bestimmt können Sie sich aber auch an Gelegenheiten erinnern, bei dem Sie mit dem Versuch, eine Veränderung herbei zuführen, eiskalt baden gegangen sind. Der Jobwechsel hat nicht die erhoffte und gewünschte Erfüllung gebracht, eine Diät hat bewirkt, dass man schlussendlich mehr gewogen hat als am Anfang, und die ersehnte Reise mit dem Partner hat die bevorstehende Scheidung auch nicht verhindern können.

Das ist das Problem von Veränderungen. Oft hat man kurzfristigen Erfolg und man erfreut sich daran, aber schnell kann man wieder in alte Muster verfallen, sobald die Anfangseuphorie verflogen ist. Eine radikale Veränderung ist wie das Besteigen eines riesigen

Berges. Man gerät kurz vorm Ziel völlig außer Atem oder man lässt – bedingt durch die bevorstehenden Bemühungen – den Anstieg gleich sein.

Jedoch gibt es eine schöne Alternative, den Berg dennoch zu besteigen. Eine Alternative, den Berg gemächlich zu besteigen, ohne dass man den Anstieg überhaupt bemerkt.

Nämlich mit der "Kaizen-Methode".

Was ist Kaizen?

Der Duden definiert "Kaizen" folgendermaßen:

(aus Japan stammendes, auf einer Philosophie der ewigen Veränderung beruhendes) Konzept der Unternehmensführung, das darin besteht, einen kontinuierlichen Verbesserungsprozess in Gang zu halte)

Ich mache es kurz ...

Das Wort „Kaizen" entspringt der japanischen Kultur und setzt sich aus zwei japanischen Wörtern zusammen. „Kai" für „Veränderung" und „Zen" für „zum Besseren".

"Kaizen" wird vor allem in japanischen Unternehmen genutzt, um interne Prozesse kontinuierlich zu verbessern, um Mitbewerber auszustechen, Umsätze zu steigern, Qualitätsmerkmale zu erhöhen usw. "Kaizen" ist hierbei keine einmalige Sache (Projekt), sondern eine Unternehmensphilosophie, die fest in der Firmenkultur verwurzelt ist. Das bedeutet, "Kaizen" ist eine Geisteshaltung, die von sämtlichen Personen in einem Unternehmen getragen wird.

Eine verwandte Form von Kaizen kam erstmals in Amerika während der großen Depression zum Einsatz. Als in den 40igern die Deutschen in Frankreich einmarschierten, wurde den Verantwortlichen in Amerika klar, dass die Alliierten in Europa auf sämtliche wichtige Kriegsgüter angewiesen waren. Es musste gewährleistet werden, dass der Nachschub an Waffen, Panzern usw. gesichert ist.

Die US-Hersteller mussten Qualität und Quantität ihrer Produktionskette für den Krieg erhöhen und das Ganze ziemlich schnell. Um diese knappe Zeitvorgabe einhalten zu können, entwickelte die amerikanische Regierung Kurse, das sogenannte Training am Arbeitsplatz.

Hier wurde bereits eine Art von "Kaizen" in der Praxis angewendet, indem man die Vorgesetzten und das Personal aufforderte, nach Hunderten von Kleinigkeiten Ausschau zu halten, wie man im kleinen Rahmen Veränderungen hervorbringen kann.

Treu nach dem Motto: Erfinden Sie nichts Neues,

sondern schauen Sie nach, wie man die anstehende Arbeit mit den vorhandenen Materialien /Ausrüstungen verbessern kann.

Auf den Gängen der Fabriken wurden kleine Kästen aufgestellt mit dem Ziel, dass die Arbeiter auf Zetteln Vorschläge notierten, wie man die Produktivität verbessern könne. Die Vorgesetzten waren verpflichtet, jeden Vorschlag zu prüfen und in seiner Relevanz umzusetzen.

Durch die Summe der kleinen Verbesserungen schafften es schlussendlich sämtliche Firmen, ihre Produktivität bei gleichbleibender Qualität zu erhöhen. Somit war sichergestellt, dass der Nachschub ins Kriegsgebiet permanent gegeben war. Heute wird behauptet, dass dies ein wichtiger Grund war, warum die Alliierten den Krieg gewonnen haben.

Kaizen ist das Streben nach kontinuierlicher Veränderung und Verbesserung

Unser Gehirn ist geradezu ein Wunderwerk. Es besteht aus 3 Gehirnteilen. An der Basis befindet sich das sogenannte Stammhirn. Das Stammhirn ist ca. fünfhundert Millionen Jahre alt und wird oft auch als Reptiliengehirn bezeichnet. Es steuert den Herzschlag und ist dafür verantwortlich, dass wir abends einschlafen und morgens aufwachen.

Über dem Stammhirn befindet sich das Mittelhirn. Das Mittelhirn ist ca. dreihundert Millionen Jahre alt und wird auch als Säugetierhirn benannt. Es reguliert die Körpertemperatur, ist der Sitz der Emotionen und steuert die Kampf- oder Fluchtreaktion.

Der dritte Teil ist die sogenannte Hirnrinde. Sie umschließt die anderen Teile des Gehirns. Es ist der Sitz unseres rationalen Denkens und der kreativen Impulse. Dieses dreiteilige Gehirn kann uns oft in unserem Vorhaben einen Strich durch die Rechnung machen. Wollen wir abnehmen, dann ist dafür der rationale Teil (Hirnrinde) verantwortlich. Plötzlich, ohne dass es uns richtig bewusst wird, haben wir die ganze Tafel Schokolade weggeputzt.

Das kommt daher, dass der Wunsch nach einer Veränderung, oft durch das Mittelhirn (Säugetierhirn) blockiert wird. Verantwortlich dafür ist die Kampf- oder Fluchtreaktion. Diese setzt ein, wenn unmittelbar eine Gefahr droht.

Diese Reaktion ist äußerst sinnvoll, denn wenn wir in Lebensgefahr geraten, dann werden Funktionen wie rationales und kreatives Denken heruntergefahren, während die körperlichen Fähigkeiten, um zu kämpfen oder schnell wegzurennen, nach oben gefahren werden. Dieses äußerst wirkungsvolle System ist verantwortlich, das wir bei Gefahr am Leben bleiben.

Das eigentliche Problem ist jedoch, dass die Kampf-
oder Fluchtreaktion auch dann immer Alarm schlägt,
wenn wir unser sicheres, anerzogenes Routine-
verhalten aufgeben wollen.

Einfach dargestellt:

Ziel (Abnehmen) -> Angst / Unbehagen / Überforderung -> Kampf- oder Fluchtreaktion wird aktiv-
iert -> Zugang zum rationellen Teil des Gehirns wird
blockiert -> Versagen

Natürlich gibt es auch Menschen, die ihre Angst vor
Veränderung in positive Gedanken bzw. positive
Emotionen umwandeln können, nach dem Motto: Je
größer die Herausforderung und je größer die Veränderung, desto motivierter wird diese Person. Keine
Frage, aber für andere gilt: Große Ziele sind
gleichbedeutend mit großer Angst.

„Kaizen", der Undercover-Agent

Kaizen wird angewendet, indem man kleine Schritte
der Veränderung unternimmt.

Sprich:

„Kaizen" überlistet das Gehirn, indem es sich auf Ze-
henspitzen am Mittelhirn vorbeischmuggelt.

Hier ist es wichtig, dass man kleine, leichte Schritte unternimmt, um sein eigentliches Ziel zu erreichen.

Während meiner Ausbildung fragte uns eines Tages der Dozent: „Wie isst man einen Elefanten?"

Der Dozent bekam ratlose Gesichter zu sehen. Vielleicht kennen Sie die Antwort?

Nämlich: „Stück für Stück".

Nun steckt in dieser Frage eine Binsenweisheit, die jedem von uns jetzt klar sein dürfte: Große Aufgaben und Anforderungen lassen sich am besten bewältigen, wenn wir sie in kleine, handliche Einzelschritte aufteilen.

Ein Beispiel:

Das Aufräumen von 10 herumliegenden Büroklammern in einem chronisch unaufgeräumten Bürozimmer führt dazu, dass Sie sich in Undercover-Manier am Mittelhirn vorbeimogeln, sodass dieses keinen Alarm schlägt. Wenn Sie diese kleinen Schritte jetzt fortsetzen, fängt das Gehirn an, neue neuronale Nervenverbindungen zu entwickeln und eine neue Gewohnheit entsteht. Bald wird der Widerstand durch die Veränderung merklich schwächer.

Mit „Kaizen" können Sie die Angst und die Überforderung besiegen, indem Sie mit kleinen Schritten beginnen.

Ein weiteres Beispiel:

Wenn Sie schon immer ein Buch schreiben wollten, aber an die vielen Seiten, Inhaltsangabe, Impressum, Cover, Lektorat, Recherchieren, Quellenangaben usw. denken, dann schreit es regelrecht danach, hier „Kaizen" anzuwenden. Nehmen Sie ein Blatt Papier (oder öffnen Sie Word auf ihrem Rechner) und notieren den Titel des Buches und Ihren Namen als Autor auf das Stück Papier. Fertig. Am nächsten Tag schreiben Sie drei Überschriften Ihres Kapitels auf Seite 2 usw.

Ein weiteres Beispiel:

In einem Interview sagte mal ein Selfmade-Millionär: „Als ich Student war, habe ich mein Studium durch das Schreiben von dicken Sachbüchern (+/- 500 Seiten) finanziert." Als der Interviewer nachhakte, wann er denn Zeit gehabt habe, zu schreiben, antwortete dieser: „Ich habe jeden Abend 20 Seiten geschrieben."

Einfach dargestellt:

Kleine Ziele / Schritte -> Angst wird unterwandert -> Zugang zu Großhirnrinde ist frei -> Erfolg

Sie könnten jetzt einwenden, dass das Ganze nicht ein bisschen übertrieben sei. Ich behaupte „Nein". Besser übertrieben klein anfangen, als überhaupt nicht anfangen.

Life Hack:

Da Sie ja jetzt mit „Kaizen" vertraut sind, wissen Sie, dass Sie am Besten mit sehr kleinen Schritten beginnen sollten. Fangen Sie so klein an, dass Ihnen das seltsam vorkommt, sogar komplett bescheuert. Spielt alles keine Rolle, denn Sie fangen ja an.

Ich gebe Ihnen ein paar Beispiele:

Eine neue Fremdsprache lernen

Merken Sie sich pro Tag ein Wort. Nebenbei erwähnt: 250 Wörter bilden den inneren Kern einer Sprache, ohne den man keine Sätze bilden kann.

Gesund schlafen (ca. 8 Stunden)

Stehen Sie morgens 5 Minuten später auf, oder gehen Sie abends 5 Minuten früher ins Bett.

Schreibtisch in Ordnung halten

Räumen Sie Ihren Schreibtisch 5 Minuten auf. Stellen Sie sich dafür eine Stoppuhr.

Sie möchten sich mehr Bewegen

Laufen Sie jeden dritten Tag eine Runde ums Haus.

Ihre Steuererklärung machen

Machen / bearbeiten Sie in der Woche eine Seite.

Ihre Wohnung ausmisten

Pro Tag entfernen Sie einen Gegenstand.

Mit dem Rauchen aufhören

Rauche Sie eine halbe Zigarette weniger als sonst.

Ein Buch schreiben

Schreiben Sie in der Woche eine halbe Seite.

Für diejenigen, die Kaizen nicht kennen, mögen diese Maßnahmen etwas seltsam vorkommen. Lassen Sie sich aber davon nicht beirren.

Kleine Schritte kosten nicht viel Zeit und Energie und diese Maßnahmen sind auch für diejenigen von Vorteil, die mit einer geringen Willenskraft ausgestattet sind.

Mit „Kaizen" überlisten Sie geschickt Ihr Gehirn, sodass es denkt:

Diese kleine Veränderung ist keine große Sache …

Hier laufe ich nicht Gefahr zu scheitern …

Hier gibt es bei Weitem keine Überforderung …

Kein Grund zur Panik, ist alles gut …

Nochmals: Indem Sie die angeborene Angstreaktion durch die kleinen Schritte der Veränderung unterwandern, sind Sie in der Lage, eine dauerhafte Angewohnheit zu etablieren.

Diese neue Angewohnheit bestimmt zukünftig, wie Sie handeln, und ist letztendlich auch für das (End)Ergebnis verantwortlich.

Was ist Ihr nächster Schritt?

17#
Rückenschmerzen?: Besorge dir einfach einen Steh-Pult

"Der Mensch ist ein Läufer, die Hälfte seines Körpers sind Beine. Der Mensch hat die Welt in Bewegung erobert. Stühle kamen in dieser Erfolgsgeschichte nicht vor"

James Levin (Arzt / Wissenschaftler)

Im Auto, am Schreibtisch, beim Essen, auf dem Sofa..... Der Mensch sitzt zu häufig und vor allem zu lange!

Wenn wir heranwachsen, dann drücken wir zuerst die Schulbank und das tun wir natürlich im SITZEN. Im Anschluss geht es dann eventuell weiter mit einem Studium und das wird ausgeführt im SITZEN. Dann geht es beruflich weiter und das für die meisten im Büro und somit im SITZEN. Doch auch privat passiert so einiges im SITZEN, wie die Autofahrt, Fernsehen, Essen usw. usw. spätestens dann wenn der Rücken beginnt zu schmerzen und die Beine immer schwerer werden, kommt die Frage auf ob all das gut ist für den Körper.

Die Mediziner sind sich bereits einig: Der Mensch ist einfach nicht geschaffen für das ständige lange Sitzen auf dem Stuhl.

Die Frage drängt sich auf, ob die Welt früher noch in Ordnung war. So verbringt der Mensch heute 14 Stunden seines Tages sitzend! Für Günter Vogel, einem Anthropologen und Fachmann für das Sitzverhalten gilt der Stuhl im westlichen Kulturkreis als die dümmste Erfindung. Aber dennoch stehen jedem Westeuropäer von der Statistik her nicht weniger als 50 Sitzgelegenheiten zur Verfügung und das beinhaltet auch die Parkbänke, die Büro-, Kirchen-, Theater – und sogar die Gefängnisstühle und sie alle werden genutzt. Nach Ansicht der Ärzte ist das Sitzen mittlerweile zu einer Kollektivstrafe geworden für die zivilisierte Menschheit.

Es war einst das Privileg von Königen und Kirchenfürsten

Das Sitzen war einst das Privileg der „Oberen Herrschaften" und heute ist es eine Volkskrankheit. Der Mensch ist einfach nicht für das SITZEN geschaffen, denn er war einst in seiner Entwicklungsgeschichte ein Vierbeiner. Dieser hat sich dann im Laufe der Zeit aufgerichtet und wird durch die Wirbelsäule eher schlecht als rechte in der Balance gehalten. Doch damit noch nicht genug! Denn je weniger wir uns bewegen, desto schwächer wird unsere Rumpfmuskulatur, welche eigentlich dafür zuständig ist, dem Rücken Halt zu geben. Doch anstelle dessen, wird sie im Sitzen sogar noch permanent in falscher Weise angespannt.

Die Folge davon: 80% aller Deutschen leidet irgendwann an Rückenschmerzen! Das wird von dem deutschen Reportagedienst Obx-medizindirekt berichtet. Doch das müsste alles nicht sein, wenn wir lernen würden, wie wir richtig sitzen und uns mehr Bewegung verschaffen würden.

80% aller Deutschen leidet an Rückenschmerzen

Acht von zehn Deutschen leiden an Rückenschmerzen im Laufe ihres Lebens und die Bandscheibenschäden gehören zu den 20 häufigsten Diagnosen bei Krankenhauspatienten. Noch eine Zahl: 50 Millionen Arbeitsfehltage pro Jahr werden verursacht durch Rückenschmerzen und das verursacht logischerweise immense Kosten. Dazu kommt noch eine Zahl: Jeder fünfte Frührentner verdankt seinen vorzeitigen Ruhestand seinem Rückenleiden.

Doch all das müsste nicht sein, wenn der Mensch sich mehr bewegen und lernen würde, richtig zu sitzen. Denn nach den neuesten Erkenntnissen der Wissenschaft sitzen bereits die Kinder falsch. So sitzen nur 17% der Schüler an geeigneten Schulmöbeln kritisiert der Leiter der Bundesarbeitsgemeinschaft für Haltungs- und Bewegungsförderung Dr. Dieter Breithecker in Wiesbaden. Dazu kommt das die Entwicklung der kindlichen Wirbelsäule durch den Bewegungsmangel und dem zu vielen Sitzen gestört wird.

Die Mediziner und Experten berichten, dass die Kinder zusätzlich zum Unterricht noch vier bis fünf Stunden täglich vor dem Computer, dem TV oder der Spielekonsole sitzen, anstatt draußen zu spielen und zu toben. Das ist ebenso fatal für den Bewegungsapparat, doch es gibt Hilfe. Für die Experten lautet die Devise: Lass den Phillip doch einfach zappeln! Das bedeutet nichts anderes, als dass die Kinder hampeln sollen/dürfen und somit erlaubt sind ihrem Bewegungsdrang nachzugehen.

Das gleiche Prinzip gilt auch für Erwachsene, die eine sitzende Tätigkeit ausüben. Es wird empfohlen dass sich diese eine „dynamische", „bewegte" Sitzposition angewöhnen. Damit ist gemeint, dass ein ständiger Wechsel beim Arbeiten vorgenommen wird zwischen Sitzen, Stehen oder Gehen. Selbst Lümmeln, Fläzen und das Stuhlkantensitzen ist zwischendurch erlaubt.

Life Hack:

13 Tipps dem schleichenden Sitz-Tod zu entgehen und den Rückenschmerzen den Kampf anzusagen

1.
Telefonieren Sie im Stehen.

2.
Schaffen Sie sich bewusste Laufwege zwischen (Beispiel) Drucker und Laptop.

3.

Treppe(n) benutzen statt Fahrstuhl.

4.

Mindestens 60 Minuten Pause zwischen der Arbeit einbauen.

5.

Generell öfters im Stehen arbeiten. Tipp: Steh-Tisch kaufen.

6.

Fernseh-Konsum stark einschränken (nicht nur für den Körper von Vorteil).

7.

Nutzen Sie die Werbepausen beim Fernsehen und bewegen Sie sich.

8.

Kurze Meetings im Stehen halten.

9.

Kurze Gespräche mit Mitarbeiter im Stehen abhalten.

10.

Wie mehrfach angesprochen, sich öfters körperlich Betätigen (Walken, Schwimmen, Yoga usw.).

11.

Stehen Sie alle 20-30 Minuten auf.

12.

Mit Freunden Spazierengehen (oder Sport machen) statt sich im Café zu treffen.

und

13.

Halten Sie sich an folgende Formel:

50% Sitzen / 25% Stehen / 25% Bewegen.

18#
Die Löffel-Liste: Es ist Ihr Leben

Gesundheit ist viel mehr als sich nur auf die richtige Ernährung und Bewegung zu fokussieren. Ein gewaltiger Einfluss auf Ihre Gesundheit hat auch Ihre Psyche und diese sollten Sie nicht unterschätzen. Lassen Sie mich drei einfache Fragen stellen:

Sind Sie mit Ihrem jetzigen Leben zufrieden?

Leben Sie Ihr Leben?

Haben Sie Träume oder bestimmte Wünsche?

Drei Fragen, die einen enormen Einfluss auf Ihr Wohlbefinden haben. Bewusst oder Unbewusst. Ein wichtiger Schritt wäre die Erkenntnis, dass Sie merken das was in Ihrem Leben nicht stimmt, die Erkenntnis, dass ihr Leben eine (oder auch mehrere) Veränderungen nötig hat und zu guter Letzt den innigsten Wunsch Schlussendlich ins Handeln zu kommen.

Der erste Stepp wäre, dass Sie sich eine Löffel-Liste zulegen.

Sie haben richtig gelesen, eine Löffel-Liste…

Bevor ich zur besagten Liste kommen…machen wir einen kleinen Gedankensprung.

Ich hörte vor kurzem folgenden Beitrag im Radio: In Japan hat ein findiger Geschäftsmann eine Agentur gegründet, der Japanern hilft, untereinander für einen Tag (oder auch mehrere) ihren Job zu tauschen. Nach dem Motto: "Ein Tag in meinem Traumjob". Die Radiomoderatorin bat daraufhin die Zuhörer anzurufen, um ihr mitzuteilen, welchen Traumberuf die Hörer für einen Tag ausüben würden, wenn sie diese Möglichkeit besäßen.

Im Nachhinein fragte ich mich, wenn fast jeder Japaner, fast jeder Radiozuhörer einen (absoluten) Traumberuf besitzt, welchen Beruf oder Tätigkeit geht dann die-oder derjenige eigentlich dann nach? Sprich: Wenn (fast) jeder einen Traumberuf hat, diesen aber nicht selber ausführt, so bedeutet es doch im Umkehrschluss, dass diejenige oder derjenige einen Beruf ausübt, der ihm keine Freude bereitet. Richtig?

Was anderes…

Wie viele sind in einer unglücklichen Beziehung gefangen, haben aber nicht den Mut für eine (Schlussstrich)Trennung und vergeuden somit ihre ganze Lebenszeit mit einem Partner, der einen nicht erfüllt, einen nicht inspiriert, unterstützt oder gar liebt.

Die meiste Zeit unseres Lebens verbringen wir mit dem von uns gewählten Beruf und mit jenen Menschen, die wir eigenverantwortlich in unsere Leben gelassen haben. Glücklich oder Unglücklich. Sehr viele Menschen sind im Hamsterrad von Beruf, Familie, Verpflichtungen, Schulden usw. gefangen und merken viel zu spät, das sie vergessen haben, ihr eigenes Leben zu leben, persönliche Bedürfnisse nachzugehen und eigene Träume Wirklichkeit werden zu lassen.

Was hat das mit der Löffel-Liste zu tun? Die Löffel-Liste ist Ihr ganz persönliches Projekt. Bei der Löffel-Liste stehen Sie im Mittelpunkt. Es geht um Ihre Wünsche, Ihre Träume, Ihre Bedürfnisse. Die Liste ist, wie ein schriftlicher und verbindlicher Vertrag mit sich selber. Begehen Sie nicht den Fehler, dass Sie erst dann zu Einsicht kommen, Sie hätten Ihr Leben nicht gelebt, wenn es schon fast zu spät ist. Denn es gibt nichts Schlimmeres als zu sagen:

„Ach hätte ich damals nur…"

Ich möchte dieses Kapitel mit einem sehr schönen Text beenden…

„Wenn ich mein Leben noch einmal leben könnte, würde ich versuchen, beim nächsten Mal mehr Fehler zu machen. Ich würde nicht mehr so perfekt sein, sondern viel entspannter, nachgiebiger. Ich wäre alberner, als ich es bei diesem Trip war.

Es fallen mir nur sehr wenige Dinge ein, die ich so

ernst nehmen würde. Ich wäre verrückter und weniger auf Hygiene bedacht. Ich würde mehr Chancen ergreifen, mehr Reisen machen, mehr Berge besteigen, in mehr Flüssen schwimmen. Ich würde Orte besuchen, die ich noch nie gesehen habe.

Ich würde mehr Eiskrem und weniger Bohnen essen. Ich hätte mehr reale und weniger eingebildete Probleme. Wissen Sie, ich gehörte zu jenen Menschen, die vorbeugende Maßnahmen ergriffen, vernünftig und gesund lebten. Stunde um Stunde. Tag um Tag. Oh, ich hatte meine Augenblicke und wenn ich noch einmal leben könnte, würde ich mehr von diesen Augenblicken sammeln. Augenblick um Augenblick.

Ich gehörte zu jenen Menschen, die niemals ohne Thermometer, Wärmflasche, Mundwasser, Regenmantel und Fallschirm unterwegs sind. Falls ich noch einmal leben könnte, würde ich mit leichterem Gepäck reisen. Wenn ich noch einmal leben könnte, würde ich im Frühling früher anfangen, barfuß zu laufen, und im Herbst später damit aufhören. Ich würde öfter Karussell fahren, mehr Sonnenaufgänge anschauen und öfter mit Kindern spielen.

Wenn ich mein Leben noch einmal leben könnte. Aber das kann ich nicht... ich bin 85 Jahre alt und weiß, dass ich bald sterben werde.

Lernen Sie diesen Text auswendig oder noch besser,

rahmen Sie in ein und hängen Sie ihn dort auf, wo Sie ihn jeden Tag zu Gesicht bekommen. Und nicht vergessen: Heute ist der erste Tag vom Rest Ihres Lebens.

Life Hack:

Eine Löffel-Liste ähnelt ein wenig einer To-Do Liste. Unterschiedliche Punkte (wie Wünsche / Träume) werden niedergeschrieben und nach Erledigung einfach abgehakt. An sich ist es sehr einfach seine eigene Löffel-Liste zu erstellen. Da braucht man kein extra Programm oder irgendwelche Office-Kenntnisse, sondern einfach nur ein wenig Fantasie.

Tipps um seine eigene Löffel-Liste zu erstellen

Ob Sie eine Papierliste führen, in einem Notizbüchlein kritzeln oder Ihre Punkte in eine einfache Liste auf dem PC überführen obliegt vollkommen Ihnen. Aber es macht verdammt Spaß erledigte Punkte abzuhaken, durchzustreichen oder einfach in den Papiereimer zu werfen.

Es gibt keine Regeln?

Schreiben Sie alles auf, was Sie schon immer mal machen wollten. Lassen Sie hierbei Ihre Fantasie freien Lauf.

Hier einige Beispiele:

- Fallschirm springen
- 5-Gänge Menü (Candy light Dinner)
- Auf einem Bullen reiten (echt & aus Plastik :)
- Bungee springen
- Film-Klassiker ansehen: Vom Winde verweht
- Einen Marathon laufen (Beispiel: New York)
- Einen Koch-Kurs besuchen / Thailändisch)
- Spanisch lernen
- Einen Weltrekord aufstellen
- Heuschrecken essen
- An einem Pokerwettbewerb teilnehmen
- Klassiker lesen: Moby Dick
- Ein Buch schreiben (Bestseller)
- In einem Film mitspielen (Statist)
- Eine Fahrrad-Tour quer durch Deutschland
- 1x in 80 Tagen um die Welt
- 3 Tage in einem Kloster verbringen (oder gar 1 Woche)
- Ein Lied schreiben
- 50 Kugeln Eis beim Italiener essen
- Mit einem Heißluftballon fahren

usw.

Sie sollten aber immer mal wieder auf Ihre Liste

schauen und abhaken was Sie schon getan haben oder was Sie als nächstes in Angriff nehmen wollen. Denn was bringt Ihnen die beste Löffel-Liste, wenn Sie nichts davon umsetzt?

Los geht's

Mein persönliches Anliegen war mit diesem Abschnitt, Sie an die Vergänglichkeit Ihres Leben zu erinnern und Sie ein wenig zu motivieren, neben der Arbeit, den Verpflichtungen und den täglichen Aufgaben zu erinnern, auch ein wenig Spaß zu haben. Und natürlich auch, Ihnen zu helfen, sich Ungewöhnliches zu trauen und es zuzulassen, einfach mal verrückt sein zu dürfen. Warum muss immer alles gesellschaftsfähig sein? Ist Lieschen Müller vielleicht berühmt, weil sie täglich Staub wischt oder anderen bei herausragenden Leistungen zusieht?

Der Name Felix Baumgartner ist vielen ein Begriff und die meisten verwenden den Namen in Zusammenhang mit den Attributen: verrückt, genial, krass. Der traut sich was und tut eine Menge dafür, dass er seine verkorksten Ideen umsetzen kann. Er findet Mittel und Wege und Sponsoren. Begeistern Sie andere für Ihre Ideen und legen Sie los! Es muss nicht eine sportliche Höchstleistung sein. Und auch nicht eine gute Tat an einer anderen Person. Doch es sollte Ihnen gut tun, das zu tun! In diesem Sinne: Legen Sie los!

19#
Manuka-Honig: Der Bodyguard für Ihren Körper

Der Manuka Honig

Der Manuka Honig, seine Heilkraft ist bereits seit dem Altertum bekannt. Er verfügt über eine starke antibakterielle Wirkung. Hergestellt wird der Honig in Neuseeland aus dem Blüten-Nektar des dort wachsenden Teebaums. Der Honig soll sogar über Wirkung gegen antibiotikaresistente Bakterien verfügen.

Das was die Eingeborenen von Neuseeland, die Maori, bereits seit Hunderten von Jahren wissen, hat nun die moderne Wissenschaft nachgewiesen. Aufgrund seiner Vielfalt an Inhaltsstoffen kann der Honig auf ganz natürliche Weise bei inneren sowie äußeren Krankheiten helfen.

Heute existieren viele Studien über den Honig und sie alle haben eines gemeinsam: Sie belegen und bestätigen die heilende Wirkung des Manuka Honigs. Egal ob eine äußere Wunde oder eine Erkältung, der Honig unterstützt die Heilung. Allerdings sollte niemand seine Wirkung überschätzen, denn der Honig kann nur eine unterstützende Position einnehmen bei dem Heilprozess. Eine medikamentöse Therapie kann der Manuka Honig allerdings nicht ersetzen.

Manuka Honig – was unterscheidet ihn von anderen Honigsorten?

Manuka Honig besitzt eine Vielzahl von gesunden Inhaltsstoffen, wie Eisen, Calcium, Natrium oder Magnesium. Durch diese Inhaltsstoffe wird unser Immunsystem gestärkt, wodurch es sich besser gegen Krankheiten wehren kann. Durch seine vielfältigen Wirkstoffe ist er hilfreich gegen Bakterien, Viren und Pilze. außerdem wirkt er antiseptisch, antioxidativ sowie wundheilend. Der Manuka-Honig kann trotz seiner Süße gegen Karies helfen. Doch auch bei dem Manuka Honig gilt, Honig ist nicht gleich Honig.

Worauf beruht die Heilkraft des Manuka Honigs?

Jeder Honig, der qualitativ hochwertig ist, verfügt über eine gewisse heilende Kraft. Erinnern wir uns nur an die berühmte heiße Milch mit Honig, die schon unsere Großmutter ihren Kindern einflößte. Allerdings beruht die heilende Wirkung des „normalen" Honigs auf der Freisetzung von Gluconsäure und Wasserstoffperoxid. Professor Henle von der TU Dresden konnte allerdings mit seinem Team im Manuka Honig Methylglyoxal feststellen.

Eben dieser Stoff ist für die heilende Wirkung bzw. die antibakterielle Wirkung des Honigs verantwortlich, womit er die anderen Honigsorten bei Weiten überlegen ist. Honig unterliegt je nach Jahreszeit qualitativen Schwankungen. Damit der Manuka Honig bei seiner Wirkungsweise über einen zuverlässigen Stand verfügt, sind bestimmte Werte eingeführt worden. Diese Werte geben ganz genau Auskunft darüber, wie hoch die antibakterielle Wirkung des Honigs liegt.

Um die Wirkung des Manuka Honigs, aufzuzeigen, wurde nur die Bezeichnung UMF (Unique Manuka Factor) genutzt. Diese Bezeichnung, beispielsweise 10 +, gab an, in welcher Weise der aktive Manuka Honig mit einer antiseptischen Phenollösung zu vergleichen ist. Mittlerweile ist von der Wissenschaft nachgewiesen, dass der Hauptgrund der Wirkung des Manuka Honigs begründet ist auf seinem hohen Gehalt an Methylglyoxal. Daher wird heute der Honig durch die Bezeichnung MGO klassifiziert.

Manuka Honig in der Anwendung

Der Manuka Honig wird aus dem Blüten-Nektar des neuseeländischen Manuka Strauches gewonnen, der verwandt ist mit dem australischen Teebaum. Bereits in vielen hoch entwickelten Kulturen kam Honig als Heilmittel zur Anwendung und bereits Hippokrates wusste um die heilende Wirkung von Honig.

Allerdings handelt es sich bei dem Manuka Honig um einen ganz besonderen Honig, denn seine Heilkraft übertrifft den „normalen" Honig um ein Vielfaches.

Die Maori behandelten mit dem Manuka Honig bereits Wunden und Erkältungskrankheiten sowie Magen-Darm-Beschwerden.

Bei Magen-Darm-Beschwerden:

Wissenschaftliche Studien, die von der neuseeländischen Universität of Wakaito durchgeführt wurden, belegen das, was die Maori wussten: Der Manuka Honig ist sehr effektiv bei der Behandlung von Escherichia und Helicobacter Pylori. Zu gut Deutsch, der Honig bekämpft genau die Bakterien, welche die Magen-Darm-Beschwerden auslösen, wobei das Helicobacter Bakterium sogar als Verursacher für Magengeschwüre und Magenschleimhautentzündungen betrachtet wird.

In den Untersuchungen, die von der Universität of Wakaito vorgenommen wurden, konnten die Wissenschaftler belegen, dass der Manuka Honig in einer Konzentration von 5%, in der Lage ist, das Wachstum der Bakterien zu bremsen. Das heißt, dass ein Magengeschwür sehr „preisgünstig" und mit deutlich weniger Nebenwirkungen behandelt werden kann, als mit einer der üblichen Therapien.

Allerdings ist hier zu erwähnen, dass dieser Erfolg nur mit Manuka Honig erzielbar ist, denn ein vergleichbarer Honig konnte bis dato nicht gefunden werden.

Bei Entzündungen der Atemwege:

Auch das Eiterbakterium Staphylokokkus Aureus kann der Manuka Honig erfolgreich bekämpfen. Bei diesem Eiterbakterium handelt es sich ein Bakterium, das in der Lage ist, aufgrund eines geschwächten Immunsystems beispielsweise Hautinfektionen hervorzurufen, welche sich durch Eiterpusteln bemerkbar machen.

Selbst nach einer Operation oder nach einem Unfall ist das Bakterium oftmals für die Wundinfektion verantwortlich. Doch auch bei Bronchitis, Lungenentzündung, Nasennebenhöhlenentzündung oder einer Mittelohrentzündung spielt dieses Bakterium eine Rolle.

Durchschnittlicher „normaler" Honig ist in der Lage das Wachstum des Bakteriums zu hemmen, selbst bei einer zehnfachen Verdünnung. Doch Manuka Honig ist sogar in der Lage bei einer 54-fachen Verdünnung das Bakterium zu stoppen. Infolgedessen kann Manuka Honig hervorragend bei den genannten Problemen zum Einsatz kommen.

Bei Wunden und Druckgeschwüren:

Offene Beine, Druckgeschwüre und schlecht heilende Wunden können sehr effektiv mit Hilfe von dem Manuka Honig behandelt werden. Selbst Wunden, die bereits seit Wochen oder Monaten behandelt werden mit einer Antibiotika Therapie und dieser trotzten, sind heilbar mit hoch konzentrierten Manuka Honig.

Für gesunde Zähne:

Honig ist süß, klebrig und zuckrig und genau das ist auch der Manuka Honig. Daher ist Honig der Feind der Zähne, doch nicht der Manuka Honig. Eine wissenschaftliche Studie belegt, dass der Honig in der Lage ist, die Zähne vor Zahnbelag zu schützen, ebenso wie eine Chlorhexidinlösung.

Life Hack:

Anwendungstipps:

Bei Erkältung und sonstigen Infekten

Bei Erkältungen (mit Husten / Halsschmerzen) sollte man mindestens 3-mal täglich (morgens / mittags / abends) ein Teelöffel Manuka-Honig auf der Zunge zergehen lassen. Man behält den Manuka-Honig dabei so lange wie möglich im Mund.

Zum Smoothie / Obstteller

Manuka Honig (1 Teelöffel) eignet sich hervorragend als Ergänzung zu Smoothies oder auch für einen selbstgemachten Obstteller.

Zahnhygiene

Käuflich zu erwerben gibt es auch Manuka Zahnpasta. Diese sind in der Regel frei von Fluoriden, und künstlichen Konservierungsstoffen. Die Aufgaben der Fluoride in herkömmlichen Zahncremen übernimmt bei der Manuka Zahncreme der hoch antibakterielle Manuka Honig und macht gleichzeitig auch den Zusatz von künstlichen Konservierungsstoffen überflüssig.

Ergänzend unterstützt das Manukaöl die antibakterielle Wirkung in der Mundhöhle.

20#
Heilgebet: Spirituelle Kraft für Ihre Seele

Was sind Heilgebete ?

Heilgebete sind die älteste Form des Bittens um Heilung. Jahrhundertelang galt das so genannte Gesundbeten als eine der tragenden Säulen der medizinischen Versorgung. Heilgebete erbitten Genesung und/oder Heilung von Krankheiten die die eigene Person betreffen, häufiger noch wird die Bitte für andere Menschen gebetet. Das können nahe Familienangehörige ebenso sein wie Freunde, Bekannte oder auch völlig fremde Personen. Jeder kann Heilgebete anwenden um sich und/oder anderen Menschen zu helfen.

Studien zum Thema

Die Wirksamkeit von Heilgebeten gilt als Grenzwissenschaft, daher sind relativ wenig belegbare Studien zum Thema vorhanden, die Wissenschaft steht bei diesem Thema teilweise erst am Anfang. Dennoch liegen einige, aussagekräftige Studienreihen vor, welche die Wirksamkeit von Heilgebeten belegen.

An der Fakultät für religiöse Studien der Indiana University in Bloomimgton/USA wurde in einer Studie der therapeutische Effekt von Heilgebeten belegt. Die Professorin Candy Gunther Brown leitete die Studie, die Erfolge durch Heilgebete bei der Heilung von Hör- und Sehschwierigkeiten zum Thema hatte.

Eine Studie der Rush Universität in Chikago untersuchte die Wirksamkeit von Gebeten an 750 Herz-Patienten. Die Todesrate der Herzpatienten die durch Heilgebete begleitet wurden, sank innerhalb eines Jahres nach ihrer Operation, um 30 Prozent gegenüber der Patientengruppe ohne Gebete.

Wie funktioniert das Heilbeten ?

Beten ist ein generelles Grundbedürfnis jedes Menschen. In allen Kulturen galt das Beten seit jeher als Möglichkeit der Kommunikation mit der Schöpfung. Dabei spielt es keine primäre Rolle, ob das Gebet an das Universum, an Gott, an Jesus, die Mutter Maria oder einen großen Geist gesendet wird. Je nach Glaube und Kultur betet der Mensch an eine höhere Instanz um Hilfe zu erbitten.

Bei Heilgebeten wird Heilung von einer Krankheit erbeten, die den Bittenden selber oder auch andere Menschen betrifft. Es wird davon ausgegangen, dass Heilgebete die Selbstheilungskräfte des Körpers aktivieren und unterstützen und somit zum Erfüllen der Bitte beitragen.

Ein Beispiel eines Heilgebetes

Häufig genutzte Heilgebete gelten schwerkranken Kindern. Jede Mutter der Welt wird am Krankenbett ihres schwer erkrankten Kindes, bewusst oder unbewusst, Heilgebete einsetzen. Sie bittet, hilflos und verzweifelt, eine höhere Instanz um Heilung und Genesung für ihr Kind. Einfache, klare Worte sind hierbei ausreichend.

Ich bitte um Heilung für mein krankes Kind.
Ich bitte darum, dass der Körper meines Kindes sich gegen die Krankheit zur Wehr setzt und gewinnt.
Ich bitte darum, dass das hohe Fieber meines Kindes sinkt und der Körper wieder zu Kräften kommt.
Ich bitte Kraft und Genesung für mein Kind.
Amen

Die fünfte Art des Betens

Gregg Braden, ein bekannter Wissenschaftler und Buchautor, ist bei seinen Reisen auf ein uraltes Wissen der Prophezeiungen und des Gebets gestoßen, das verloren gegangen ist.

Gregg Braden nennt dieses:

Wenn wir auf die bekannte Art und Weise beten, dann erkennen wir bestimmte Umstände in unserem Leben als problematisch an und bitten um göttliches

Eingreifen, damit sich etwas tut, dass sich zu unseren Gunsten etwas verändert..

Gregg Braden nennt dieses Beten „auf Logik gegründet". Die von Gregg Braden entwickelte fünfte Gebetsform basiert auf der reinen Gefühlsebene beim Gebetsvorgang.

Das heißt:

Wir bitten nicht länger darum, dass unsere Gebete erhört werden, sondern wir sehen unsere Vorstellung als bereits verwirklicht an. Das bedeutet, wir fühlen uns so, als sei unser Gebet bereits erhört worden. Im ersten Moment wird nicht unterschieden zwischen Gegenwart und Zukunft.

Dieser Abschnitt ist sehr wichtig, daher noch mal:

Wenn wir beten, ist das ein aktiver und bewusster Entscheidungsprozess: Wir wählen aus den zahlreichen vorhandenen Möglichkeiten diejenige aus, die Zukunft werden soll.

Life Hack:

Wie sieht das in der Praxis aus?

Der Schlüssel zur Veränderung ist das Gefühl.

Schon die alten Naturvölker (Hopi, Navajos, Mayas, Aborigines usw.) haben gewusst, dass die Welt um uns herum Gefühle und Empfindungen widerspiegelt, die wir in uns tragen. Es ist bekannt, dass Gefühle als sehr feine Energie unser Immunsystem beeinflusst, und seit Albert Einstein und Co wissen wir, dass jede Materie im Grunde aus reiner Energie besteht.

Alles ist Energie und alles ist miteinander vernetzt. Das, was Wissenschaftler, vor allem Quantenphysiker, in den letzten Jahren eindeckt haben, war den alten Schamanen, Magiern und Weisen schon immer bekannt und bewusst. Wie kann man ein derart intensives Gefühl beim Beten erzeugen?

Es gibt 3 Anteile, die beim Gebetsvorgang eine wichtige Rolle spielen.

Zuallererst hätten wir den Gedanken. Der Gedanke beinhaltet den Wunsch oder das Ziel für eine Veränderung. Der Gedanke braucht jedoch eine Energiequelle, die ihm Kraft verleiht, den Wunsch oder das Ziel voranzutreiben.

Die besagte Energiequelle sind die Emotionen. Dieses kann ein Zustand zwischen Liebe und Angst sein. Die jeweiligen persönlichen Emotionen bestimmen unser Motiv, das beim Beten ausschlaggebend ist. Aus dem Zusammenschluss von Gedanke und Emotion entsteht das Gefühl.

Aus Wikipedia:

Während die Emotionen angeboren sind und ein von außen beobachtbares körperliches Verhalten produzieren, beruhen die Gefühle auf Erfahrungen und ermöglichen somit weitere Schutzstrategien gegen Gefahren von außen.

Wenn diese drei Teile: Gedanken, Emotionen und Gefühle in das Gebet mit einfließen, können wir eine wahrhaft kraftvolle Vision entwickeln, die als eine Veränderung unserer Realität Gestalt annehmen kann. Unser Herzenswunsch, unser innigstes Motiv, wird in dieser Form des Gebets zu einer verkörperten Bewusstheit, die in der materiellen Welt Gestalt annimmt.

Man kann sich dann auch leicht vorstellen, wie stark Massengebete sein können, die auf diese Weise abgehalten werden.

Nebenbei erwähnt: Beten können Sie mit oder ohne religiösen Charakter.

Nachwort

Jetzt sind Sie dran

Setzen Sie einige **"Life Hacks"** um…

Über Erfolg oder Misserfolg entscheidet oft der Fokus auf eine Sache. Ich kann viele Dinge halbherzig erledigen, dann werde ich auch halbherzige Ergebnisse bekommen. Oder ich kann mich auf eine Sache konzentrieren, sprich fokussieren, und ich werde herausragende Ergebnisse erzielen. Wie das Ergebnis ausfällt, hängt von jedem selber ab. Konzentration entsteht meistens aus einem tiefen, inneren Bedürfnis heraus, ein angestrebtes Ziel zu erreichen. Vorrausetzung ist natürlich, dass man überhaupt ein definiertes Ziel besitzt.

In Bezug aufs „die eigene Gesundheit" steht das Ergebnis immer in Relation dazu, wie Sie persönlich an die Sache herangehen. Oft wird hier das Wörtchen „versuchen" in einem inneren Dialog verwendet oder auch in einem Gespräch mit Bekannten oder Freunden. Was daraus resultiert, ist, dass man sich selber ein Hintertürchen offen hält für ein mögliches, persönliches Versagen.

„Versuchen" hat keinen richtigen Focus. Wenn Sie etwas versuchen, öffnet es Ihnen einen sehr großen, geistigen Spielraum. Man gibt sich selber die Möglich-keit zu scheitern und das ohne großartigen Gesichtsverlust.

Ob die "Life Hacks" funktioniert oder nicht, hängt letztendlich davon ab, was Sie bereit sind zu tun.

Wichtig ist, dass das Thema „präventive Gesundheit" für Sie nicht nur Theorie bleibt. Fangen Sie heute noch an, Inhalte umzusetzen und spüren Sie in den nächsten Wochen, wie Ihr Körper auf diese Verän-derung reagiert.

Bleiben Sie gesund.

Ihr
Michael Iatroudakis

Über den Autor

Lizensierter Fitness-Trainer, Fitness-Lehrer, zertifizierter "MovNat" Trainer, Ausbildung zum Heilpraktiker, Autor, Solopreneur, Digitaler Nomade und Lebenskünstler... ;)

Bereits erschienen (Bücher / eBooks):

Die Matrix-Diät: „Abnehmen m. Körper, Geist & Seele"

Der Smoothie-Guide …ein unterhaltsamer Ratgeber

Xylit „Das süße Wundermittel"

Der Paleo-Lifestyle: Steinzeitfitness im 21. Jahrhundert

Der Matcha Tee: Das grüne Wunder aus Japan

Das Kokosöl: Das Geheimnis äußerer Schönheit, stabiler Gesundheit und grenzenloser Energie

Die Steinzeit-Diät: In 28 Tagen zum Wohlfühlgewicht

Die Smoothie-Diät: Gesund und lecker abnehmen mit selbstgemachten Smoothies

Kolloidales Silber: Das natürliche Antibiotikum für Mensch, Tier und Pflanze

Moringa Baum: Mehr Gesundheit, mehr Energie und jünger aussehen mit dem Wunderbaum

Die Zistrose: Das Wunderkind unter den Heilpflanzen

Omega 3: Die wiederentdeckte Fettsäure gegen Herz-Kreislauferkrankungen, Alzheimer, Depressionen, Arthrose, ADHS und Entzündungen

4 SuperFoods: Matcha-Tee, Kokosöl, Moringa-Baum, Zistrose (Sammelband 1)

Vitamin D: Das Superhormon gegen Herz-Kreislauferkrankungen, Krebs, Depressionen, Grippe und mehr...

Projekt Diät: Artgerecht zum Wohlfühlgewicht / Sammelband

4 SuperFoods: Vitamin D, Wasser, Gerstengrassaft, Omega 3 (Sammelband 2)

Waser: Das Lebenselixier für Gesundheit, Vitalität und Wohlbefinden

Das Vitamin K: Das vergessene Vitamin

Der Vitamin D & K Faktor: Der Rundumschutz für chronische Erkrankungen

Krafttraining: Kraft ist die bessere Medizin

Der Detox-Plan: Gesundheit, Lebensenergie und jünger aussehen durch natürliche Entgiftung

Zucker: Die (süße) tödliche Verführung [Fettleibigkeit, ADHS, Herz-Kreislauferkrankungen, Diabetes / WISSEN KOMPAKT]

Kokoswasser: Das Natürliche Elixier des Lebens (Anti-Aging, Entgiftung, Sport, Kokosnuss / WISSEN KOMPAKT)

Die Kokosnuss: Wunderfrucht von den Tropen (Sammelband)

10 Superfoods: Powerfoods für mehr Gesundheit, mehr Lebensenergie und natürliches Anti-Aging (Argan-Öl / Kurkuma / Baobab Affenbrotbaum / Chia Samen und mehr

Kakao: Die wundersame Heilkraft der Kakaobohne

Kokosöl: Das Wunder-Öl in der täglichen Praxis

10 Superfoods 2: Powerfoods für mehr Gesundheit, mehr Lebensenergie und natürliches Anti-Aging

10 Superfoods 3: Powerfoods für mehr Gesundheit

Chia-Samen: Wundersamen für mehr Gesundheit und Lebensenergie

Barfuß-Fitness: Wie unsere Füße unsere Gesundheit beeinflussen

Paleo 30: Mehr Wissen, mehr Erfolg (Steinzeiternährung)

Glutathion: Das Entgiftungs- und Anti-Aging Wunder

Die Kaizen-Diät: In kleinen Schritten zum Wohlfühlgewicht

Paleo Fast-Food: 33 Rezepte aus der Steinzeitküche

Paleo 30: Der ultimative Starter-Guide (Sammelband)

Vorsicht SITZEN: Die unterschätzte Gefahr

Ein gesunder Geist steckt in einem gesunden Körper Band 1

Ein gesunder Geist steckt in einem gesunden Körper Band 2

Avocado-Öl: Das wertvolle Pflanzenöl aus der Frucht der Avocado

Krill-Öl: Die neue Generation von Omega-3-Fettsäuren

Die Welt der Öle: Kokosnuss-Öl, Avocado-Öl & Krill-Öl (Sammelband)

Das Tabata-Prinzip: 4-Minuten-Workout für maximale Fitness

10.000 Schritte zum Wohlfühlgewicht: Schritt für Schritt erfolgreich abnehmen

Homepage:

www.meine-superfoods.com

www.my-kindle-ebooks.de

www.smoothie-guide.de

www.xylit-xylitol.com

www.der-paleo-lifestyle.de

Der "STEINZEIT-DIÄT" Online-Kurs:

www.steinzeit-paleo-diaet.de

Ich gebe Ihnen eine Garantie

Mir ist es sehr wichtig, dass Sie aus diesem Buch den größtmöglichen Nutzen ziehen. Sollten Sie dennoch enttäuscht sein und Sie keinerlei Nutzen verzeichnen könnten, dann schreiben Sie mir eine E-Mail und ich erstatte Ihnen ohne Wenn und Aber den Kaufpreis zurück.

In dieser Hinsicht vertraue ich Ihnen als ehrlichem Menschen.

Bitte um ein Feedback

Eine persönliche Bitte:

- Sollte irgendetwas in diesem Buch nicht stimmen.

- Sollte eine Behauptung nicht richtig sein.

- Haben Sie einen Abschnitt/oder ein Kapitel nicht verstanden?

- Haben Sie sich über einen Satz/einen Abschnitt aufgeregt?

- Habe ich irgendwo undeutliche Formulierungen benutzt?

Und ergänzend alles andere…

Dann nehmen Sie mit mir Kontakt auf:

info@my-kindle-ebooks.de

Dieser Weg ist mir lieber, als wenn der Leser dieses Buch mit negativen Gefühlen beschließt.

Rechtliches

Haftungsausschluss/Disclaimer

Der Besuch unserer Seiten kann nicht den Arzt ersetzen. Suchen Sie bei unklaren oder heftigen Beschwerden unbedingt einen Arzt auf! Die Informationen auf unseren Seiten sind vom Autor und Verlag sorgfältig recherchiert und zusammengestellt worden.

Dennoch kann keine Garantie übernommen werden. Die hier dargestellten Informationen dienen nicht Diagnosezwecken oder als Therapieempfehlung. Eine Haftung des Autors und Verlages für Personen-, Sach- und Vermögensschäden durch die Gesundheitstipps und Rezepte auf unseren Seiten wird ausgeschlossen.

Herausgeber:

Michael Iatroudakis
Drewitzer Str. 1
14478 Potsdam
Tel.: Auf Anfrage

Email: info@my-kindle-ebooks.de